0~1岁

新生儿婴儿养护

梁芙蓉 ——— 编著

北京大学第一医院妇产儿童医院儿科主任医师
中国优生科学协会临床营养工作组委员会委员

 中国轻工业出版社

图书在版编目（CIP）数据

0～1岁新生儿婴儿养护/梁芙蓉编著．—北京：中国
轻工业出版社，2020.10

ISBN 978-7-5184-3086-4

Ⅰ.①0… Ⅱ.①梁… Ⅲ.①新生儿—哺育②新生儿—
护理③婴儿—哺育④婴儿—护理 Ⅳ.①R174

中国版本图书馆CIP数据核字（2020）第122729号

责任编辑：孙苍愚

策划编辑：翟 燕 孙苍愚 责任终审：白 洁 封面设计：杨 丹
版式设计：悦然文化 责任校对：朱燕春 责任监印：张京华

出版发行：中国轻工业出版社（北京东长安街6号，邮编：100740）
印 刷：北京博海升彩色印刷有限公司
经 销：各地新华书店
版 次：2020年10月第1版第1次印刷
开 本：710×1000 1/16 印张：13
字 数：250千字
书 号：ISBN 978-7-5184-3086-4 定价：49.80元
邮购电话：010-65241695
发行电话：010-85119835 传真：85113293
网 址：http://www.chlip.com.cn
Email：club@chlip.com.cn
如发现图书残缺请与我社邮购联系调换
191257S3X101ZBW

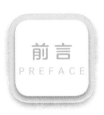

作为医生，我整天都要面对各种各样的患儿家长。亲朋好友传授的"经验"、网络上铺天盖地的信息，让新手爸妈无所适从。一些妈妈喂给宝宝的第一口奶是奶粉，第一口辅食是鸡蛋黄；宝宝1岁不到就断了母乳，奶粉也不喂了；宝宝一发热就要求输液……

作为妈妈，我深知为人父母的不易。宝宝成长过程中，但凡有一丁点的不适，父母就会感到万分自责。怎样才能照顾好宝宝？宝宝发育正常吗？吃得怎么样？是病了吗？要怎么教育……新手爸妈需要学习的东西太多了。如何轻松有效地掌握这些宝宝养护知识，从容面对育儿过程中的各种小磕绊，呵护宝宝健康成长呢？很多父母都会为此烦恼。

我特别希望能将自己掌握的儿科知识和育儿常识分享给大家，所以，编写了本书。在书中我还会将多位过来妈妈的育儿经验分享出来，帮助不懂医学知识的父母们也能护理好宝宝。宝宝成长这个过程不能少了父亲的参与，书中也写了在宝宝需要的时候，爸爸如何给他最好的支持、最正确的呵护。

希望每个新手爸妈看了这本书都能更轻松有效地喂养和护理宝宝，让每个宝宝都健康快乐地长大。

目录 CONTENTS

Part 1 新生儿（0~28天）

Part 2   1~2 个月的宝宝

Part

3

2~3 个月的宝宝

Part 4　3~4 个月的宝宝

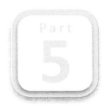

4~6 个月的宝宝

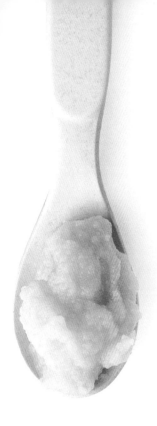

Part
6

6~9 个月的宝宝

Part 1

新生儿
（0~28天）

在殷切的期盼中，可爱的宝宝来到了你的面前，初生的宝宝看起来可能和你想象的有很大的差别。他看起来很小，十分脆弱；头看起来怪怪的，皮肤皱皱的……不要担心，这些都是正常现象。不要忘记，宝宝是你怀胎十月，和你一起经历了一场生命的搏斗才来到世上的。可爱的小家伙会在你的悉心照顾下茁壮成长，当你发现宝宝对于你给他的一切照顾都有所反应的时候，母爱自然会由心底滋生出来。

身心发展

身高体重

● 初识新生儿

胎龄为 37～42 周，体重大于 2500 克，身长大于 45 厘米的新生儿，为正常新生儿。胎龄大于 28 周而未满 37 周的新生儿，称为早产儿，早产儿出生体重常小于 2500 克，身长小于 45 厘米。

足月的新生儿，头发清楚可见，已无胎毛，身上覆有一层胎脂；耳部软骨发育良好，有弹性；可在乳腺处摸到结节；指甲长到指端，整个手掌、足底纹路交错分布；男婴的睾丸已降至阴囊，阴囊有皱褶；女婴的大阴唇完全盖住小阴唇。

早产儿头发稀少而短，仍有胎毛；耳部柔软且与颅骨相贴；乳腺摸不到结节；指甲尚未长到指端，手掌、足底皱褶少；男婴的睾丸未降至阴囊；女婴的小阴唇突出。

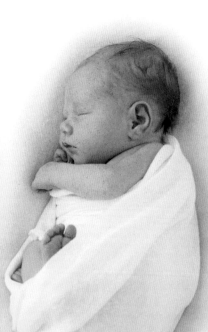

体重是反映新生儿生长发育情况的重要指标，也是判断新生儿营养状况、计算药量、补充液体的重要依据

> **儿科医生有话说**
>
> **不用担心新生儿体重减轻**
>
> 很多新妈妈发现，宝宝在出生的 10 天内，体重非但没有增加，反而减少了，所以很担心宝宝身体出问题。其实不用担心，这是因为宝宝排出了体内的胎便，再加上身体内的水分会有些损失，以至于体重有所减轻。

定期测量体重是了解宝宝生长发育情况的例行工作，称为生长发育监测。健康新生儿出生时体重为 2500～4000 克，在此范围内都是正常的。新生儿在出生后 1 周内，体重会下降 6%～9%，这也是正常现象。1 周后新生儿体重会迅速增加，每天增加 25～30 克。

宝宝出生 15 天

	男宝宝	女宝宝
身长	45.2～55.8 厘米	44.7～55.0 厘米
体重	2.26～4.66 千克	2.26～4.65 千克

如果妈妈感觉宝宝身体发育不达标或发现了异常，最好在宝宝半个月的时候做一次体检，以便及时发现问题，尽早治疗。

宝宝出生 28 天

	男宝宝	女宝宝
身长	48.6～56.9 厘米	48.0～55.7 厘米
体重	2.9～5.1 千克	2.9～4.7 千克

此时的宝宝正处在生长爆发期，体重平均每天会增加 20～30 克，身长相比出生时会增加 2.5～5 厘米。

出生 28 天以内的新生儿，中枢神经系统发育还不完全，体温调节功能也不稳定，皮肤汗腺发育不良，皮下脂肪薄，肌肉不发达，活动能力小，产热和散热的能力都比较差，总之，很多器官的发育还不完善，加上新生儿免疫系统很不健全。因此，在病毒、病菌的侵袭下，宝宝几乎完全没有抵抗力，这就使新生儿患病时表现为体温不但不升，反而常低于 35℃。

在宝宝满月的时候，除了进行身长、体重发育等常规检查外，听力筛查也是重要内容。因为宝宝从出生后到 3 个月是听力治疗的最佳时间，如果能及早发现问题，对病情康复非常有利。

新生儿出生后的一个月内，父母可遵照医保政策的规定，在为新生儿办好户口后，即可办理医保参保手续。

身体系统发育的生理特点

新生儿已是一个眼、鼻、口等各个器官俱全的小人儿。但是，这个小人儿毕竟和成人不一样，虽然五脏六腑齐全，但身体各系统功能发育都还不成熟，需要父母加倍呵护。

骨骼

出生后，新生儿上下肢的长骨也没有完全钙化；颅骨骨化尚未完成；有些骨的边缘彼此尚未连接起来；有些地方仅以结缔组织膜相连。由于脊柱的生理弯曲尚未形成，新生儿脊柱的负重、支撑能力很差，因此新生儿无力抬头。

肌肉

新生儿刚出生，四肢呈蜷曲状态。随着月龄增加，屈肌和伸肌的力量逐渐协调，四肢就会伸展开来。此时不要硬把新生儿的胳膊、腿拉直、裹紧，这样会限制新生儿的运动。最好给新生儿穿上合身的上衣，包被自腋下包裹，松而不散即可。

关节

新生儿的关节还没有发育好，此时关节不够牢固，受到外力作用时，容易发生脱臼。所以新生儿的衣服要宽松，易于穿脱。若衣袖太紧，穿脱时猛力牵拉或提拎新生儿的手臂，易造成脱臼。

体温

正常新生儿应四肢温暖，其体温在肛门测量为37℃左右，腋下比肛门温度要稍微低些，正常腋温为36.5~37.4℃。新生儿从母体娩出后2小时内，体温会下降约2.5℃，然后会慢慢回升至正常温度。新生儿由于体温中枢发育尚未完全，所以体温的调节能力差，不易保持稳定，容易受环境的影响而发生变化，哺乳后和身体运动后体温容易偏高。由于新生儿的皮下脂肪薄，汗腺发育不成熟，较成人散热快，在环境温度过高或保暖过度的情况下，若水分摄入不足就会造成新生儿体温升高；相反，体温则会下降。若环境温度正常，保暖适度，而出现体温异常，则属病理情况。

皮肤

新生儿的皮肤薄嫩，呈玫瑰色。其皮肤的保护功能差，若皮肤被擦伤、抠烂，细菌就可乘虚而入，使"病从皮入"。由于皮下脂肪较少，体热易散失，故环境温度低时，新生儿很容易受凉。因汗腺尚未发育完全，即使很热，新生儿也不会出汗。

呼吸

新生儿鼻小，鼻腔狭窄，一旦感冒出现鼻塞，可导致呼吸困难和睡眠不安。由于其气管、支气管的管腔狭窄，发生炎症时容易造成呼吸困难。新生儿的胸腔狭窄，吸气时胸廓扩大的程度有限，因此在呼吸时几乎看不出胸廓的起伏，但其腹部可见明显起伏，称为"腹式呼吸"。正常新生儿每分钟呼吸约40次，呼吸的快慢常不均匀。

心血管系统

新生儿新陈代谢旺盛，但心肌力量薄弱、心腔小，每次搏出的血量少，因此会以增加心跳的次数来补偿。一般新生儿每分钟心跳的次数为140次左右。哭闹、吃奶后或发热，都可使心率加快。新生儿全身血液总量约300毫升，血流多集中于躯干和内脏，四肢较少，所以四肢容易发凉或青紫。

免疫系统

新生儿的皮肤和黏膜薄嫩，屏障作用差，一小块皮肤、黏膜破损都可能引起严重的败血症。新生儿自身产生的抗体还很少，不足以抵抗病原体的侵袭。但胎儿时期，母体给予胎儿的抗体对防御一些传染病仍然有效，且新生儿还可以从初乳中获得抗体，所以初乳尤为珍贵。

高效育婴技巧

妈妈喂奶后不要倒头就睡

不少新妈妈因为照顾宝宝而常常疲惫不堪，喂完奶后倒头就睡。其实这样做对新生儿有一定危险性。新生儿胃的入口贲门发育还不完善，很松弛，而胃的出口幽门又很容易发生痉挛，加上食管短，喝下去的奶很容易反流出来，出现溢奶。当新生儿仰卧时，反流物可能会呛入气管，容易造成窒息，甚至猝死。

因此，新妈妈在喂奶后，一定要抱起宝宝轻拍背部，让宝宝打嗝后再缓缓放下，观察几分钟，宝宝睡得很安稳后，妈妈再躺下睡觉。此外，睡觉时，可以开一盏光线较暗的小夜灯，一旦宝宝发生溢奶，能及时发现，及时处理。

综合能力

● 宝宝刚出生

宝宝的视力：宝宝是个天生的近视眼，看东西都很模糊。有的宝宝还可能会有些对眼，妈妈们不必惊慌，这很正常，不代表日后视力不好。

无意识的微笑：有的妈妈会发现宝宝在睡梦中笑了，也许你会认为宝宝是梦到好事儿了，其实宝宝这个时候的笑是毫无意义的，直到满月他才能逐渐懂得妈妈的逗笑。

● 宝宝出生 15 天

听力：这个时候的宝宝已经能辨认出妈妈的声音了，他们喜欢听到妈妈温柔地对他们说话、唱歌，会感到很舒服。

认知能力：此时宝宝已经具备了一定的认知能力，会哭着寻求帮助，亲人的怀抱会让他们停止哭闹，令他们感到安全和温暖。

视力：随着月龄的增长，宝宝的视力会逐渐发育，对眼的现象也会消失。此时宝宝可以看到距离 50 厘米的光亮，眼球会随光移动。

● 宝宝出生 28 天

听力：将宝宝放在安静的房间内，在距其一侧耳朵 9 厘米左右处晃动带声响的物体，如摇铃等玩具，他可以将头转向发出声音的方向。

头颈部力量：妈妈把宝宝竖着抱起，让宝宝的头靠在自己的肩膀上，用手轻轻扶住，查看宝宝头部是否可以自己竖直，此时有的宝宝头部能独自竖直 2 秒。

视力：仰卧时，爸爸妈妈用宝宝感兴趣的物体，在其视线内来回移动，宝宝的眼睛能跟随物体移动。

好爸爸
微课堂

爸爸参与育儿

对妈妈来说，此时身体需要恢复，还要照顾宝宝，会比之前更加忙碌。所以爸爸要主动帮妈妈分担家务。要表现出对家务和育儿的积极姿态，如帮宝宝换尿布、洗澡、喂奶、消毒奶瓶等，都可以由爸爸来做。有时间的话，爸爸还可以和妈妈一起读一些育儿方面的书籍，加深对宝宝的了解，爸爸的帮助不但能使家务变得更加从容，而且对刚刚分娩过后的妈妈和刚出生的宝宝来说都是爱意的表现，会增进夫妻与父子之间的感情。

运动能力

● 宝宝刚出生

宝宝降临到这个世界上就已经具备了一些运动能力，但是非常有限，主要是原始反射。他们的行为多是无规则、不协调的动作。

迈步反射：也许你不相信，宝宝天生就有行走的反射能力。如果用手臂托着宝宝的腋下，让其脚底接触平面，宝宝就会做出迈步的姿势，好像在行走。

觅食反射：如果你用手指轻轻地、有规律地在宝宝的嘴角触碰，宝宝就会张开嘴，做出吸吮状。

抓握反射：如果用手指轻轻叩击宝宝的手掌，他会做出握紧拳头、抓住手指的动作。

足握反射：用手敲击宝宝的足趾根部时，会出现足趾弯曲的动作。

● 宝宝出生 15 天

上肢运动：可以屈伸手臂，将手放到自己的视力范围内。

短暂抬头：随着颈部力量的增强，宝宝俯卧时，会自然地出现头部向上扬的动作，头部会短暂抬起 1~2 秒。

拥抱反射：当宝宝忽然受到惊吓或失去支持时，在他大哭的同时，还会表现出头部向后，颈部伸直，手脚张开，手臂抱在一起的动作，很像拥抱姿势。

● 宝宝出生 28 天

上下肢运动：宝宝在愉悦状态下会出现上下肢一起律动，看起来很像在骑自行车。

颈部力量：宝宝俯卧时，头部可以抬起并转向一侧。

抓握力：宝宝仰卧在床上时，将宝宝感兴趣的摇铃或妈妈的手指放在他的掌中，宝宝能将拳头握紧，并紧握 5 秒以上。

睡眠

● "睡懒觉"是新生儿的特权

刚出生的宝宝睡眠时间相对较长，每天可达 20 小时以上。随着年龄的增长和身体的发育，他们玩耍的时间则慢慢加长，睡觉的时间则慢慢缩短，到 2～3 个月时，会缩短到 16～18 小时；到 4～9 个月时，会进一步缩短到 15～16 小时。

新生儿的睡眠开始时大多无昼夜之分，过了 100 天才能有白天和黑夜的区别。有些宝宝每天睡不了那么长时间，爸爸妈妈无须担心，只要他能吃，体重正常增加，睡得也很香甜，那么比平均值多或少几小时，都是正常的。

● 新生儿最好跟妈妈一起睡

现代亲密育儿法提倡母婴同室，宝宝从一出生就要和妈妈待在一起，充分进行肌肤接触。蒙式教育理念认为，爸爸妈妈对宝宝身体的触摸对宝宝的健康和智力发展具有重要作用，所以，一定不要吝啬你的抚摸和拥抱。

● 家里人要保持正常的生活习惯

不要因为宝宝在睡觉就勒令全家人都不能发出任何声响，走路都要蹑手蹑脚的，生怕惊醒了他。其实宝宝睡觉时，家人应保持正常的活动，只要适当减小音量就行。否则宝宝一旦养成了必须非常安静才能睡觉的习惯，反而容易睡不踏实，一有响动就会惊醒，而且这期间家人也做不了任何事情。

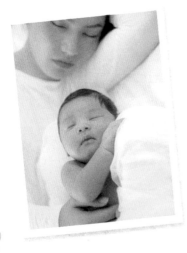

对于刚出世的宝宝，除了吃奶的物质需要，再也没有比母爱更珍贵、更重要的精神营养了

排便

宝宝刚出生

排胎便：新生儿一般在出生后 24 小时内排出胎便，胎便多呈深绿色或黑色黏稠糊状，这是胎宝宝在母体子宫内吞入的羊水中的胎毛、胎脂和肠道分泌物而形成的大便。3~4 天胎便即可排尽，吃奶之后，大便逐渐转成黄色。吃奶粉的宝宝每天排便 2~3 次，吃母乳的宝宝大便次数稍多些，每天 4~5 次。

尿量：新生儿第一天的尿量相对较少，大多数宝宝会在出生后 24 小时之内排尿。

宝宝出生 15 天

新生儿在出生 2 周后，每日排大便次数在 4~8 次。随着宝宝的成长，结肠容积会有所增加，相应的大便次数就会减少。

随着哺乳摄入水分的增加，宝宝的尿量会逐渐增加，每天可达 10 次或以上，总量可达 100~300 毫升。

宝宝出生 28 天

一般母乳喂养的宝宝每天排便 4~5 次，配方奶粉喂养的宝宝排便 2~3 次。每个宝宝的大便次数都是不同的，只要宝宝的身体发育正常，大便中没有奶瓣和气泡，都属于正常。

满月前后宝宝每天小便次数在 10 次左右，可达 250~400 毫升。

儿科医生有话说

宝宝便便的小学问

宝宝出生后会排出黑绿色、光滑、黏稠的胎便。以后纯母乳喂养的宝宝排出淡黄色的粪便，宝宝的粪便一般为糊状（比冰激凌黏稠一些），没有气味。吃母乳的宝宝很少便秘，宝宝几乎能吸收所有的母乳，产生的废物很少。

心理特点

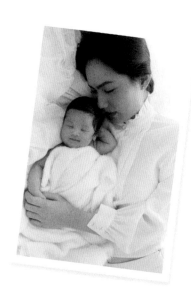

新生儿出生后就具有愉快和不愉快的情感。只是这些情感都是与他的生理需要联系在一起的，如吃饱、穿暖、睡好就愉快；当需要不能满足，如饥饿、疲倦、未睡好时就要哭闹。

哭声是新生儿表示需要的语言，他会用哭声和成人交流，以引起他人关注他的生理和心理上的需要，提醒成人不要忽视他的存在。新生儿在哭的同时，呼吸及语言发音器官自然得到了锻炼和发展。

新生儿生来就会笑，这是本能的、生理性的微笑。3周后由于经常接触妈妈的爱抚、搂抱和喂奶，注视妈妈的脸，建立了条件反射。每当听见妈妈的声音，看到妈妈的脸就会微笑，这是依恋妈妈情感的开端。

新生儿从出生到满月这一阶段，通过感觉、动作、情感的发育，能对外界的刺激做出各种不同的反应，说明新生儿已开始了心理活动。但与成人相比，这种心理反应较低级，只是一个意识活动的开始。

高效育婴技巧

初生宝宝的笑对心理健康发展有益

0~3个月的宝宝，当亲人的面孔俯向他时，他就会注视着亲人的脸，手舞足蹈，发出微笑。当吃饱、睡好后，也会自动发出微笑。这两种微笑，前者称为"天真快乐反应"，后者叫"无人自笑"。

无人自笑，是宝宝在生理需要得到满足后所出现的愉快反应。正确安排宝宝的生活，养成有规律的生活习惯，使宝宝的食欲、睡眠得到充分的满足，十分有利于宝宝身心的健康发展。

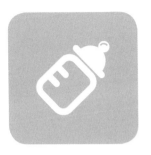

科学喂养

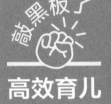

面对嗷嗷待哺的没有满月的宝宝，妈妈既喜欢又着急，常常不知如何喂养才好。对于宝宝来说，每天最重要的事情就是吃。如何让宝宝吃好、吃饱，也是有很多学问的。最好的方法是尽量用母乳喂养。母乳喂养不但能够给宝宝提供最优质理想的食物，而且能增进母子间的感情。

珍惜初乳

俗话说："初乳滴滴赛珍珠。"初乳是指新生儿出生后 7 天内所吃的母乳，量不多，但浓度很高，颜色类似黄油。

● 初乳呈稀水状，需要挤掉吗

初乳一般来说质地较为浓稠，颜色呈微黄色。但也有些新妈妈的初乳会很稀薄，甚至和水一样，民间有观念认为这种乳汁不好，很多长辈都会要求妈妈将其挤出扔掉。

科学研究表明，初乳之所以会存在外观上的差异，主要是因为新妈妈体内含水量不同。不管外观如何，初乳都含有成熟母乳中没有的珍贵营养成分，因此，就算是比较稀薄的初乳也不应舍弃，而是应该在分娩后尽快让宝宝吸吮乳头，让每一滴初乳都被宝宝吸进肚子里。

● 初乳的功效

1. 初乳所含的免疫球蛋白对促进新生儿的肠道发育成熟非常重要，它可阻止细菌、病毒的附着，防止肠道疾病，提高新生儿的抵抗力。

2. 初乳蛋白质的含量高，热量高，容易消化和吸收。

3. 初乳能刺激胃肠蠕动，加速胎便排出，加快肝肠循环，减轻新生儿生理性黄疸。

● 按需哺乳

新生儿最好能按需哺乳

新生儿在出生1~2周内，吃奶的次数会比较多，有的宝宝一天可能吃奶十几次，即使在后半夜，吃得也比较频繁。到了3~4周，宝宝吃奶的次数会明显减少，每天就7~8次，后半夜往往一觉睡到天亮，可以5~6小时不吃奶。

即使是刚刚出生的宝宝也是知道饱饿的，什么时候该吃奶，宝宝会用自己的方式告诉妈妈。如果妈妈乳汁不足，宝宝吃不饱，要增加哺乳次数，实在不够时再考虑混合喂养。

母乳喂养的新生儿不用喂水

不少妈妈认为新生儿都是需要喂水的。但联合国儿童基金会提出的喂养新观点认为，一般情况下，母乳喂养的宝宝在6个月以内不必添加任何食物、饮料和水。

母乳中含有宝宝从出生到6个月所需要的蛋白质、脂肪、乳糖、维生素、水、铁、钙、磷等全部营养物质。母乳的主要成分就是水，能满足宝宝新陈代谢的全部需要，因此不需要额外喂水。相反，额外喂水可能会增加宝宝心脏和消化道的负担，对其生长发育不利。

但是，在宝宝发热、腹泻、服用某些药物、出汗较多等情况下，或天气过于炎热时，就需要额外喂些温开水来补充体内水分的不足。

开奶前别喝下奶汤

产后只要让宝宝尽早吸吮乳房，就会让乳腺管通畅，而乳腺管通畅了也就下奶了。有些妈妈经过宝宝吸吮就会下奶，有些妈妈会出现肿胀、发热等，这时就要通乳了，一定要遵医嘱。

如果在妈妈没有下奶之前，乳腺管还没有彻底通畅就喝下奶汤，就会导致乳汁生产过多但排不出来，造成乳腺管堵塞，出现乳房胀痛。所以没下奶之前，千万不要喝下奶汤。

● 喝下奶汤前问这 3 个问题

很多妈妈一感觉母乳不够就会大量喝下奶汤，但她们忽略了 3 个问题：

奶水真的不够吗？　　　　为什么奶水不够？　　　　什么时候可以喝汤，喝多少合适？

宝宝出生后的一周内分泌的是初乳，初乳不是乳白色的，而是透明偏黄色的，这时有的老人就会断定新妈妈奶质不佳而让她们大量喝下奶汤。其实这是错误的！

● 初乳的量很少，别盲目喝下奶汤

实际上，初乳的量是很少的，一天的产量在 15~45 毫升都属于正常范围，这时宝宝的胃也只有一颗豌豆大小，同初乳的分泌量是相匹配的，所以担心宝宝不够吃而喝下奶汤，是没有必要的。另外，对于初为人母的新妈妈来说，很可能会出现乳腺管不通的情况。如果在没有明确乳腺管是否畅通的前提下就盲目下奶，很有可能加剧乳腺管堵塞，最终造成乳腺发炎，影响哺乳，并给妈妈带来巨大的痛苦。

● 多喝点蔬菜汤

身体健壮、营养好、初乳分泌量正常的新妈妈，完全可以不喝或少喝传统的下奶汤，只要合理搭配饮食，多摄入水分即可。比如，可以多喝蔬菜汤、红豆汤等即可，没必要过分摄入荤汤，造成乳房过度充盈而引起不适。

母乳不足，如何应对

母乳是上天赐给宝宝最珍贵的礼物，也是新生宝宝最好的热量来源，不仅母乳中含有生命所需的营养物质，且营养成分都很容易消化，而且还含有能防御疾病的免疫物质。此外，哺乳对母亲的健康有利，还有助于促进亲子关系。

● 判断母乳是否充足的 5 条标准

想知道母乳够不够，宝宝有没有吃饱，可以从下面几个方面来判断，特别是最后两条是最关键的判断标准。如果不能达到以下标准，就说明宝宝没有吃饱，母乳是不够的。

1.听宝宝吃奶时下咽的声音，是否每吸吮 2~3 次，就可以咽下一大口。

2.看宝宝吃完奶后是否有满足感，是否能安静睡 30 分钟以上。

3.看宝宝的大便是否为金黄色糊状，排便次数是否为 2~6 次 / 天。

4.看宝宝排尿次数，是否达 6 次 / 天。

5.监测宝宝体重增长情况，是否增长 30~50 克 / 天，是否第一个月体重增长 600 克以上。

● 母乳不足，原因何在

很多医生都说"大约 99% 的母亲都有足够的母乳来喂养自己的宝贝"，可不少新妈妈却自称"奶水不足"，这是怎么回事呢？

喂养不当是导致母乳不足的主要原因：宝宝出生后，新妈妈可能由于身体虚弱、产伤等原因，没有及时让新宝宝吸吮乳房。其实新妈妈分娩之后，在催乳素的作用下，乳房开始分泌乳汁了，而宝宝每次吸吮刺激乳头时，都会使催乳素呈脉冲式释放，从而促进乳汁分泌。如果这时乳房缺乏很好的吸吮刺激，催乳素水平就会逐渐下降，乳汁也会随之减少。所以，宝宝的吸吮刺激越早，越能促进母亲乳汁的分泌，反之则会母乳不足。

科学通乳催奶

是否有充足的乳汁，是每个母亲最为关心的问题。如果想纯母乳喂养，从怀孕时起就应当坚定自己哺乳的决心。特别是母亲自身要具有哺育新生儿的强烈愿望，这是重要的内在动力。

通常，产后几天乳汁都不会很多，四五天后，乳汁就会逐渐增多。当然，也有的新妈妈出了月子，乳汁才会丰沛起来，这也是正常的。因此，千万不要因开始几天乳汁少而灰心丧气。宝宝出生后，要多让宝宝吸吮乳头，以刺激乳腺分泌乳汁。产后儿更应早喂、勤喂，坚持下去，经过十来天奶水自然会增多。

对于哺乳妈妈来讲，重要的是自身应充分摄取营养，可多吃一些营养丰富的食物。均衡的饮食不仅需要足量的蛋白质、脂肪和水，还需要有丰富的维生素和矿物质，来增加乳汁的质和量。所以，新鲜水果和蔬菜，多汁的液态食物，如牛奶、豆浆等，也是必需的。

新妈妈产后 3 天内，不宜大补，特别是老母鸡汤等。此时适宜清淡饮食，同时补充足够的水分，多吃一些汤水类食物，如红枣薏米汤、五谷豆浆、丝瓜汤等，有利于乳汁的分泌。

产后第 4 天开始，新妈妈可适当加强营养，选择有通乳作用的食物，如豆制品、黑芝麻、玉米须水、木瓜花生汤、通草鲫鱼汤等。

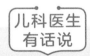

母乳不足的妈妈要注意

1. 坚定信心。想要让母乳增多，妈妈自身就得有坚定自己哺乳的决心。宝宝出生以后，要经常让宝宝吮乳头，以便刺激乳腺分泌乳汁。

2. 不要马上补充奶粉。在宝宝出生一周内，即使母乳很少，也尽量不要马上使用奶粉。因为宝宝一吃奶粉，吸奶力就会差，母乳也就会越来越少。

3. 不要焦躁。要保持精神愉快，心情焦躁会影响乳汁分泌。更要注意休息和睡眠，千万不能过度疲劳。

4. 饮食调理。食物除要种类丰富外，还要增加水分的摄入，流质食物就是很好的选择，如汤、粥等。

喂母乳的正确姿势

摇篮式哺乳

在有扶手的椅子上（也可靠在床头）坐直，把宝宝抱在怀里，胳膊肘弯曲，宝宝后背靠着妈妈的前臂，用手掌托着宝宝的头颈部（喂右侧时用右手托，喂左侧时用左手托），不要弯腰或者探身。另一只手放在乳房下支撑乳房，让宝宝贴近乳房喂奶。这是早期比较理想的喂奶方式，也是最常见的哺乳方式。

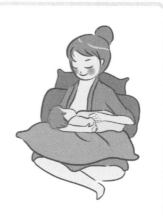

足球抱式哺乳

将宝宝抱在身体一侧，胳膊肘弯曲，用前臂和手掌托着宝宝的身体和头部，让宝宝面对乳房，另一只手帮助将乳头送到宝宝嘴里。妈妈可以在腿上放个垫子，宝宝会更舒服。剖宫产、乳房较大的妈妈适合这种喂奶方式。

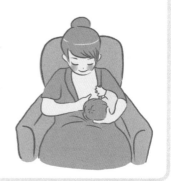

侧卧式哺乳

妈妈侧卧在床上，让宝宝面对乳房，一只手揽着宝宝的身体，另一只手将乳头送到宝宝嘴里，然后放松地搭在枕侧。这种方式适合早期喂奶或妈妈疲倦时喂奶，也适合剖宫产妈妈喂奶。

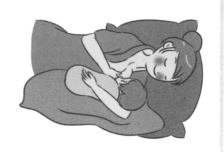

新妈妈挤奶法

● 手工挤奶法

1. 新妈妈找一个舒适的位置坐下，将盛奶的容器放在靠近乳房的地方。

2. 挤奶时，新妈妈将拇指放在乳头、乳晕上方，食指放在乳头、乳晕下方，其他手指托住乳房。

3. 将拇指、食指向胸壁方向挤压，挤压时手指要固定，不能在皮肤上滑动。刚开始挤可能挤不出奶来，多重复几次奶就会出来。

4. 每次挤奶的时间以 20 分钟为宜，双侧乳房轮流进行。一侧乳房先挤 5 分钟，再挤另一侧乳房，这样交替挤出的奶会多一点。奶水不是很足的妈妈，挤奶时间应适当长一些。

● 吸奶器挤奶法

吸奶器使用起来很方便，是挤奶不可缺少的帮手。妈妈刚开始使用时，可能会手忙脚乱，吸不出多少，但不要气馁，可以在还不上班的时候在家里多试几次，等熟练了就会从容许多。

下面介绍一下如何正确、高效地使用吸奶器：

1. 每次吸奶前，不管是手动吸奶器还是电动吸奶器，都要将除了把手以外的每一个零件拆下来煮沸消毒，消毒时要用大锅，水要多放些，一定要足够浸没所有的吸奶器零件，消毒时间为 2～3 分钟。

2. 吸奶前用熏蒸过的毛巾温暖乳房，并进行按摩，刺激乳头。

3. 吸奶时吸奶器位置要放正，调节好吸力，以感到自己舒适为宜。

4. 吸奶器按在乳房上时不要太过用力，轻轻放在上面就好了，不要频繁按压，轻轻慢按产生负压后奶水会自然流出。

5. 吸奶时间要根据自身情况来定，一般控制在 20～30 分钟，时间不要过长，吸累了可以先休息一会儿再吸。如果吸奶时感觉乳房或乳头有疼痛感，要立即停止。

6. 吸完奶后，要及时清洗和消毒吸奶器。

不要轻易放弃母乳喂养

任何婴儿配方奶都不能与母乳相比拟，只能作为纯母乳喂养失败后无奈的选择，或者 6 月龄后对母乳的补充。

母乳不足可混合喂养

混合喂养也叫部分人工喂养，适用于母乳不足情况下的婴儿喂养。方法有两种：补授法和代授法。

每次喂母乳后不足部分用配方奶补够，其好处是能保证宝宝每顿都可以吃到一定量的母乳，且对乳房进行充分的泌乳刺激。

用奶粉完全代替一次或几次母乳。
混合喂养要充分利用有限的母乳，尽量多喂母乳。如果妈妈认为母乳不足，就随意减少母乳喂养的次数，反而会使母乳越来越少。夜间，尤其是后半夜，给宝宝冲奶粉会很麻烦，所以最好选择母乳喂养。而且，夜间妈妈休息，乳汁分泌量相对增多，宝宝的需要量相对减少，母乳可以满足宝宝的需要。但是，如果母乳量太少，宝宝吃不饱，也可以配方奶为主。

哺乳妈妈感冒了怎么喂奶

1.妈妈感冒发热后，多数情况下可以继续喂奶。喂奶时，妈妈要注意卫生，最好戴上口罩，避免宝宝受到感染。但是，如果持续高热、体温在 39℃ 以上，就要暂停喂奶了。当妈妈患呼吸道感染时，大多在发现患病之前妈妈的乳汁就已经产生了抗体，继续进行母乳喂养，宝宝能得到含有这种抗体的乳汁，帮助宝宝抵抗感染。当然，妈妈在坚持母乳喂养的同时，一定要积极治疗自身的疾病。

2.服用不影响乳汁的感冒药。实际上，几乎所有存在于妈妈血液里的药物，都可以进入母乳中，但母乳中的药物含量很少能超过母体用药剂量的 2%，而被宝宝吸收的药量又仅仅是这 2% 中的一小部分，因此，妈妈服用药物通常不会对宝宝造成明显的危害。

3.恢复哺乳注意事项。因吃药而停止哺乳的妈妈应该在停药 3 天后再开始哺乳，以避免乳汁中有残留的药物。停止哺乳期间需用吸奶器将乳汁吸出倒掉。

人工喂养，依然可以当个好妈妈

奶瓶、奶嘴的选择

一套合适的奶瓶、奶嘴对于宝宝的健康成长非常重要。有了合适的奶瓶、奶嘴，宝宝才能顺利进食，否则就容易发生呛奶、胀气、消化不良等问题，从而影响宝宝的正常发育。

奶瓶的选择

奶瓶的材质

奶瓶的材质主要有玻璃和树脂两种，这两种奶瓶各有利弊。玻璃奶瓶除了易碎以外，其他品质都优于树脂奶瓶，建议喂养新生儿时尽量使用玻璃奶瓶。树脂奶瓶不容易摔坏，可以让宝宝自己拿着使用，也易于出门携带，在宝宝3个月以后可以多用树脂奶瓶。

奶瓶的型号

奶瓶按容量可以分为小型、中型、大型等。市场上出售的小型奶瓶容量为120~160毫升，中型奶瓶容量为170~260毫升，大型奶瓶容量为270~320毫升。准备奶瓶的型号应根据宝宝一次的吃奶量来定，新生儿吃奶的次数多而量少，一般需要准备2个小型奶瓶；宝宝3~4个月以后，吃奶量逐渐增多，可以多准备几个中型奶瓶；随着宝宝的成长，吃奶量更多，就需要准备2个大型奶瓶。

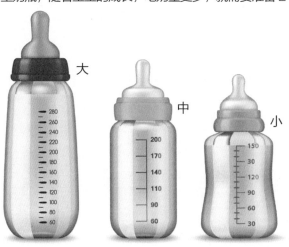

大　中　小

奶嘴的形状

奶嘴的形状有拇指形和圆形两种。拇指形奶嘴是妈妈乳头的变形，是根据口腔学原理设计的。圆形奶嘴与妈妈乳头的模样相仿，容易使宝宝产生亲近感，大小也正好适合宝宝吸吮。

奶嘴的材质

奶嘴有乳胶和硅胶两种材质。乳胶奶嘴有弹性，柔软性好，类似妈妈的乳头，但是稍微有一点橡胶的异味，容易变形，不宜长时间高温消毒。硅胶奶嘴没有橡胶的异味，不易老化，但是质感不如乳胶奶嘴柔软，宝宝可能不易接受。

奶嘴的型号

奶嘴的型号分为 SS、S、M 和 L。一般来说，SS 适合于新生儿；S 适合于 2~3 个月的宝宝；M 适合于 4~6 个月的宝宝；L 适合于 7 个月以上能自如吸吮的宝宝，并可以喂食汤或果汁。妈妈在购买时，一定要根据产品说明上给出的适合月龄进行选购。

奶嘴的孔眼

奶嘴的孔眼有多种形状，主要有 O、Y、-、+ 形等。

小号"O"形孔眼奶嘴的流量较小，一般用于新生儿。"Y"形孔眼奶嘴的流量比较稳定，适合 3 个月以上的宝宝，宝宝可以自我控制吸奶量，边吃边玩，而且"Y"形孔眼的奶嘴不像"+"形孔眼的奶嘴那么容易断裂。"-"形孔眼的奶嘴适合 6 个月以上的宝宝。"+"形孔眼的奶嘴一般是宝宝在吃需要大力吸吮的辅食时使用。

小月龄的宝宝应该选择孔眼小一点的奶嘴，如果孔眼太大，可能会造成宝宝呛奶。大月龄宝宝吸吮能力有所增强，可以选择孔眼大一些的奶嘴。

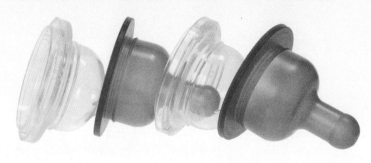

配方奶是母乳最好的替代品

配方奶以牛奶（或羊奶等）为主要原料，模拟母乳营养成分，能满足宝宝生长发育的基本营养需求，是较理想的代乳品，而且也是除母乳外婴幼儿食品的最佳选择。

另外，某些宝宝必须选择特殊配方奶，用于特殊膳食的需要或生理上的异常需要。例如早产儿可选择早产儿配方奶，先天性代谢缺陷儿须选择专门设计的医学配方奶，对牛乳过敏的宝宝则选用大豆分离蛋白配方奶粉等。

如何给宝宝选择好奶粉

市场上有很多种婴幼儿配方奶粉，其基本原料都是牛奶，只是添加的维生素、矿物质等营养成分含量不同，各有偏重。为宝宝选择时，要选择按照国家统一的奶制品标准加工制作的、正规渠道经销的、适合宝宝月龄的奶粉，要看是否有生产日期、有效期、保存方法、厂家地址、电话、奶粉成分及含量、所释放的能量、调配方法等。最好选择知名品牌、销量大的奶粉。

一般来说，如果选定了一个品牌的奶粉，没有特殊情况，就不要轻易更换，如果频繁更换，容易导致宝宝消化功能紊乱和喂哺困难。

简单 4 步，科学冲调配方奶

1. 将烧开后冷却至 40℃左右的水倒入消过毒的奶瓶。

2. 使用奶粉桶里专用的小勺，根据标示的奶粉量舀起适量的奶粉（注意奶粉是平勺，而不是超过小勺或不足一勺）。

3. 将奶粉放入奶瓶，双手轻轻转动奶瓶或在水平面轻晃奶瓶，使奶粉充分溶解。

4. 将冲好的奶液滴几滴在手腕内侧或手背，测试奶温温热即可。

营养素补充剂要不要吃

宝宝吃这个、吃那个了吗？被问得多了，就觉得周围的宝宝都在补，不给自己的宝宝补心里不踏实。那么到底要不要给宝宝补充营养素补充剂呢？哪些营养素真的需要补？补多了会对宝宝的身体有害吗？

● 维生素 AD，需要补

维生素 D 能促进钙的吸收，帮助宝宝拥有强健的骨骼。一般来说，在晒太阳后，身体会自动生成维生素 D。但宝宝出生后的前 6 个月，没有太多时间户外活动，而且宝宝的皮肤比较娇嫩，不建议长时间曝露在阳光下。因此出生后，无论何种喂养方式，每天均应提供 400IU 的维生素 D 补充剂。

由于我国婴幼儿半数以上存在亚临床维生素 A 缺乏的状况，因此目前推荐补充维生素 AD 混合制剂。

● 钙、铁，新生儿不需要补

这两种元素对宝宝的成长非常重要，但并不需要额外补充，因为它们都可以从母乳和奶粉中摄取到。

有的新手爸妈认为宝宝出牙晚或容易出汗都是因为缺钙，这并没有绝对对应关系。摄入过量的钙会引起血钙过高，反而会对骨骼造成损害，甚至会造成肾功能损害。正确的做法是坚持补充维生素 D，在添加辅食后，有意识多摄入一些高钙的食物，如豆制品、深绿色蔬菜等。

一般来说，足月、健康的宝宝只要在饮食上注意，就不需要额外补铁，但早产宝宝和贫血宝宝例外。

早产的宝宝由于没有机会在妈妈的子宫里储备足够的铁元素，所以所有的早产宝宝，特别是小胎龄的早产宝宝（早于 32 周出生），要从出生就开始在医生指导下补充铁剂。

宝宝在社区打疫苗时，在 6 个月和 1 岁都会要求监测是否贫血。如果发现宝宝贫血，医生会建议添加铁剂，同时增加富含铁元素的食物。

DHA，不需要补

DHA 是宝宝大脑和眼睛发育都不可或缺的，而母乳中含有的 DHA 具有最优的营养比例，也是宝宝最容易消化吸收的。而现在很多的配方奶也特意增加了 DHA 的成分，因此也不需要额外补充 DHA。哺乳妈妈可以多吃些富含 DHA 的食物，如三文鱼、金枪鱼、核桃、花生等，这样妈妈所吸收的 DHA 就会传递给宝宝。

益生菌，不建议长期补

益生菌适量补充，能调节宝宝的肠道功能，对宝宝的肠绞痛、便秘和湿疹有一定帮助。但益生菌不建议长期服用，宝宝的肠道在不断发育，良好的肠道应该依靠自身调节菌群平衡，在宝宝一切正常时，没有必要服用益生菌。益生菌只是在菌群失调的情况下帮助宝宝建立正常的微生态环境。

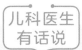

别轻信营养素补充剂的宣传

对所有的宝宝来说，只有维生素 AD 是必须补充的，对部分宝宝而言需要补充铁剂。其他营养素主要靠食物获得，不要相信市面上对营养素补充剂的宣传，以防坠入陷阱。

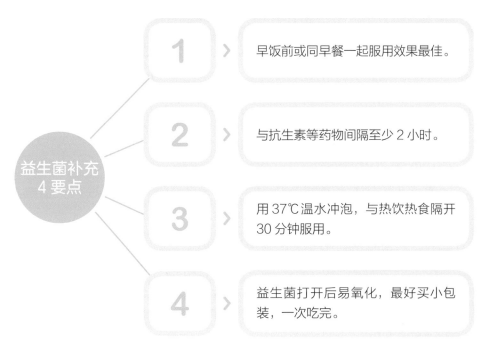

益生菌补充 4 要点

1 〉 早饭前或同早餐一起服用效果最佳。

2 〉 与抗生素等药物间隔至少 2 小时。

3 〉 用 37℃温水冲泡，与热饮热食隔开 30 分钟服用。

4 〉 益生菌打开后易氧化，最好买小包装，一次吃完。

早产儿和低体重儿的喂养

早产儿的喂养

早产儿对营养的需求量相对较多，但其胃容量小，容易溢奶，故给其喂奶应少量多次，根据宝宝的需求喂养。早产儿首选母乳喂养，此外，还要补充维生素C、维生素D。对于出生体重低于2000克的早产儿，在出生后6周内，每天可加服10~15毫克的维生素E。如果早产儿的胎龄不足34周，其吸吮和吞咽功能一般会较差，可用滴管挤出的奶慢慢滴入其口中，严重的则需要在医护人员的看护下喂养。

如果母乳不足，早产宝宝可添加早产儿配方奶。早产儿配方奶一般加有脂肪酸，而且十分接近于母乳。这类奶粉能量比普通宝宝奶粉高20%，乳清蛋白含量高，钙、磷比例合适，还加入了牛磺酸、核苷酸，更适合早产儿的胃肠道，可减轻宝宝肾脏的负担，有利于早产宝宝视网膜及神经系统的发育。当早产宝宝长到足月大，可换普通宝宝配方奶。

宝宝呼吸与喂食时的吸吮和吞咽动作是不能同时进行的，为了吸吮或吞咽就必须得屏住呼吸。可是呼吸对早产宝宝来说又是迫切需要的，所以当宝宝吃奶憋住呼吸时，就容易将口中的奶水呛入气管及肺内，造成严重的呼吸道阻塞或吸入性肺炎。由于吸吮本身很耗费力气，连续的吸吮及吞咽动作对早产宝宝来说非常困难。所以，喂食时要慢慢地，每隔1~2分钟停顿一下，将奶嘴或乳头移出口中，使宝宝能喘口气，待呼吸平稳些再继续喂食。宝宝稍长大些，心肺功能逐步发育完善后，这些情况就会有所改善。

低体重儿的喂养

低体重儿是指出生时体重小于2500克的宝宝。如果母乳不足，低体重宝宝需要特别添加强化钙、磷、铁的配方奶。

第一天每千克体重60毫升，以后每天每千克体重增加20毫升，直至达到每天每千克体重200毫升。

以按需喂养为标准，大概每天喂养8~12次，即每2~3小时喂一次，直至宝宝体重达到或超过2500克。

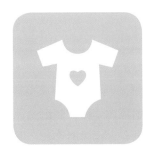

日常护理

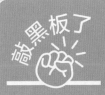

从母亲温暖的腹中出世后，宝宝还有些不适应。宝宝的血液循环还比较差，宝宝的体温调节机制还不健全，宝宝的皮肤也太稚嫩，怎么抱宝宝、囟门怎么护理、如何清除乳痂、怎么洗澡……这些都需要父母及家人给予更多的关心与爱护。

新生儿脐带怎么护理

☑ 脐带护理最重要的是保持干燥和通风，不宜用纱布或用尿布覆盖。

☑ 脐带弄湿后，一定要用酒精擦拭。

☑ 脐带护理每日 3~4 次，包括洗完澡的那一次。

☑ 在护理脐带前，妈妈要洗净双手，避免细菌感染。

☑ 将棉花棒蘸满消毒酒精，先由上而下擦拭整条脐带，再深入肚脐底部，最后消毒肚脐周围；也可最后涂上碘酒，以形成一层保护膜。

☑ 脐带脱落后，仍要继续护理 2~3 天，直到肚脐完全收口、干燥为止。

☑ 9~10 天后脐带仍未脱落，或脐带脱落后渗血不止者，最好去医院就诊。出现上述两种情况后，通常宝宝的肚脐中央会长小肉芽，须将其处理掉，肚脐才会收口。

如何抱起和放下新生儿

新生儿娇弱、柔软，新手爸妈往往不知道如何抱。实际上，新生儿有强大的生命力，只要爸爸妈妈抱宝宝的方法合适，对宝宝是不会有任何影响的。

抱宝宝前，爸爸妈妈需要用眼神或说话声音引起宝宝的注意，这样可以避免吓到宝宝，正确抱宝宝的方法如下：

● 从床上抱起

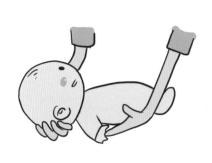 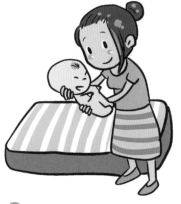

Step 1

托住脖子和屁股。一只手伸进脖子下方，用全部手掌托住脖子，另一只手伸到屁股下面。

Step 2

妈妈的腰部稍微弯曲，将宝宝拉向妈妈的方向抱起来。妈妈要维持腰部弯曲的姿势。

● 喂母乳时

摇篮抱法，这是授乳的基本姿势，将宝宝放在大腿上，用手肘的内侧托住头部，让宝宝侧躺后拉过来抱着。

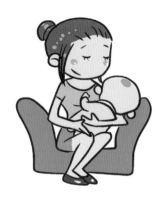

放下睡着的宝宝

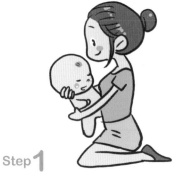

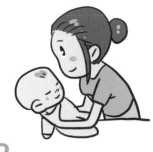

Step 1

抱着宝宝，为了不让宝宝醒来，可抱着宝宝弯曲两膝盖，跪坐在地上。

Step 2

让宝宝躺下，身体前倾，先将宝宝的屁股放在床上，让宝宝躺下，然后手轻轻从宝宝身后抽出。

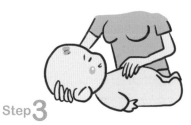

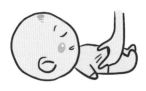

Step 3

将宝宝的头放在床上。

Step 4

放下宝宝后为了不让宝宝的后背硌着，抚摸着后背整理衣服。

将宝宝递给对方时

哄宝宝或让宝宝睡觉时

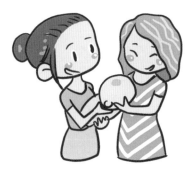

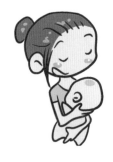

一只手放在宝宝两腿间托住屁股，另一只手托住宝宝的脖子和肩膀。从宝宝的头开始，慢慢放在对方手上。

一只手托住脖子，另一只手托住屁股，竖着抱宝宝。跟宝宝对视着轻轻拍屁股，轻轻向两侧晃动。

新生儿的皮肤护理

新生儿的皮肤与成年人有着极大的区别。新生儿皮肤薄、娇嫩，当遇到轻微外力或摩擦时，很容易引起损伤和感染。再加上新生儿抵抗力弱，一旦皮肤感染，极易扩散。因此，做好新生儿的皮肤护理是非常重要的。

● 避免损伤

在护理新生儿时，家长的动作要轻柔，指甲要剪得短而光滑，以免接触新生儿皮肤时发生意外损伤。所有接触新生儿皮肤的衣着、被褥、尿布等，都应柔软舒适。

● 保持清洁

要保护好新生儿的皮肤，最重要的一点就是注意清洁、保持干爽。新生儿最好能每日洗澡，清洗皮肤皱褶处，如耳后、颈下、腋下、大腿根、手心、指（趾）缝间等。同时不要包裹过多衣物，尤其夏季，气温高，湿度大，汗液不能及时蒸发，容易长痱子或出现皮肤糜烂。

● 保持衣服和用具的清洁

要单独清洗新生儿衣物，做到每日更换。衣物最好在干净、通风、有阳光的地方晾晒，还要定期晾晒床上用品。

● 防止感染

新生儿皮肤的抵抗力弱，要防止感染。接触新生儿时尤其要重视洗手。

● 加强检查

每日给新生儿洗澡和换尿布时，仔细检查新生儿全身的皮肤，以便及时发现是否出现皮疹、损伤或其他异常情况。

● 选择洁肤用品

新生儿皮肤娇嫩，最好用清水清洗，如果选用洁肤用品，最好使用对皮肤无刺激的洁肤用品。使用前可将浴皂或浴液先涂擦在家长的手或上臂，如无不适感，再涂到新生儿的皮肤上。

● 适应天气变化

一年四季天气变化很大。宝宝的体温中枢发育尚不完全，易受外界环境因素的影响，因此，父母要帮助宝宝度过这一时期，及时为他增减衣物。

新生儿囟门护理很重要

宝宝的前囟门和后囟门

刚出生时，颅骨尚未发育完全，有一点缝隙，在头顶和枕后有两个没有颅骨覆盖的区域，这个柔软的、有时能看到跳动的地方，就是我们通常所说的前囟门和后囟门。

宝宝出生时，前囟门大小约为 1.5 厘米 ×2 厘米，平坦或稍有凹陷，约 1.5～2 岁时，前囟门完全闭合。后囟门性子比较急，在宝宝 1～2 个月时就会闭合。

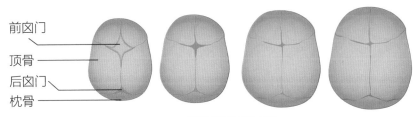

前囟门
顶骨
后囟门
枕骨

囟门闭合的过程

剃锅铲头，保护囟门

给宝宝剃头时，即使剃光头，也最好留一簇头发在囟门处，这种锅铲头可不是为了凸显造型，而是为了保护囟门少受伤害。

戴好帽子保护囟门

宝宝外出时，最好戴上帽子。夏季外出戴上遮阳帽；冬天外出戴上较厚的帽子，在保护囟门的同时又减少了能量的散失。此外，注意别让坚硬的物品伤到囟门。

Tips
误区：触摸前囟门会变哑巴

不少人认为，前囟门是宝宝的命门，不能触摸，如果触摸了，宝宝会变成哑巴。这种说法是不科学的，但前囟门没有颅骨，的确需注意保护，不要随意触摸宝宝的前囟门，更不能用硬的东西磕碰前囟门。

如何清除乳痂

乳痂也称头皮乳痂，是一种常见的发生于新生儿头皮上的脂溢性皮炎。它通常不会发痒，也不会影响宝宝健康。但乳痂过多对宝宝健康是不利的，因为乳痂内有大量污垢，一旦宝宝抓破头皮，很容易导致感染。

● 植物油浸润法

可以直接用植物油或婴儿油去除乳痂。清洗时，在长乳痂的位置擦一点橄榄油或婴儿油，10~20分钟后乳痂会变得松软，比较薄的会自然脱落下来，厚一点的则需多涂一些植物油。多等一段时间，再用软硬适度的刷子把大块的乳痂刷松，厚的就会自行脱落，最后用温水洗净头部的油污即可。

● 较严重的乳痂怎么办

如果情况严重，可使用硫黄、水杨酸成分的抗脂溢洗发水清除，但手法一定要温和，不要伤害到宝宝皮肤，一次洗不干净，可以以后再进行。清理乳痂时要注意：

1.清洗时，不要用指甲硬抠，更不要用梳子刮，要注意动作轻柔，以免损伤头皮而引发感染。

2.必须清洗宝宝颅囟处，只要动作轻柔，是不会给宝宝带来伤害的。

3.洗好后还要注意用干毛巾擦干宝宝头部，冬季可给宝宝戴上小帽子或用毛巾遮盖头部，防止宝宝受凉。

宝宝的头发最好每天清洗1次，特别是天气炎热时。经常保持清洁，可使头皮得到良性刺激，促进生发

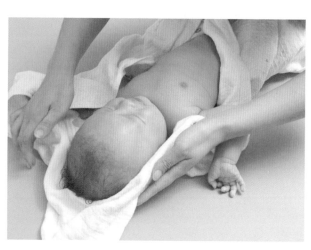

如何给新生儿洗澡

对新妈妈来说，给宝宝洗澡是每天必不可少的大行动。如何使宝宝既能干干净净，又能开心愉快呢？下面就来了解一下吧。

● 每天洗澡

新生儿新陈代谢旺盛，会产生大量的分泌物，因此最好能每天给宝宝洗澡。洗澡可以促进血液循环，增进食欲，保证宝宝的睡眠质量。另外，还可以让宝宝感到像在妈妈的肚子里一样。

1.水温应在 37℃左右，室温应在 26 ~ 28℃

在洗澡的过程中应特别注意，水温不能太高，以免烫伤宝宝；水温也不能太低，以免宝宝受凉。

洗澡的水温应为 37℃左右，室温应为 26 ~ 28℃。查看水温是否合适，可以使用温度计准确测量，也可以用身体感受，一般是用肘弯试水，感到不冷不热即可。

2.不要给刚吃完奶的宝宝洗澡

宝宝最佳的洗澡时间是 10 点到 14 点之间，不要给刚刚吃完奶或正在睡眠中的宝宝洗澡。最好在吃奶前后 1 小时，宝宝处于觉醒状态时洗澡。

3.每次洗澡的时间不超过 10 分钟

洗澡的时间太长，宝宝会感到疲乏，因此整个过程最好控制在 5 ~ 10 分钟。

4.洗澡时要避免肚脐进水

假如宝宝脐带还没脱落或脱落后还没有长好，就不要把宝宝放到水中洗澡，只能擦洗，以免肚脐进水，引起感染。如果肚脐进水了，擦干后需要用碘酒、酒精消毒。

● 洗澡前的准备工作

洗澡前要先准备好洗澡用具，如浴盆、浴巾等。不要选择太深和底面很滑的浴盆。事先准备好干净的衣服、尿布或纸尿裤等，还要事先准备好棉棒，以便洗澡后擦干鼻子和耳朵里的水。

给宝宝洗澡的步骤

Step 1 准备洗澡水

在浴盆里放一半左右的水，先放冷水，再放热水，最终水温在37℃左右。在洗前，可以先让宝宝的手亲自试一下温度，如果不抗拒，再把他放入澡盆中，期间往澡盆里兑水时要把宝宝从澡盆里抱出。

Step 2 洗脸洗头

将宝宝放入浴盆之前要先洗脸洗头。洗脸时，用一只手托抱宝宝，用另一只手将小毛巾或纱布沾水稍拧干，先擦洗眼睛，再擦洗额头、脸及耳背后，最后清洗鼻孔及耳朵。洗头时，用一只手垫住宝宝的颈部，然后稍稍抬起宝宝的头部，用托住宝宝颈部，用大拇指和无名指捂住宝宝的耳朵，以防水流进去。然后用另一只手洗头。在洗脸洗头时要看着宝宝的眼睛，这样能稳定宝宝的情绪。

Step 3 泡水

用毛巾包裹宝宝的身体，然后从臀部开始轻轻接触温水，等宝宝适应水温后，再慢慢地放入水中，不要惊吓到宝宝。

Step 4 除去衣服

首先用温水弄湿宝宝的前胸，然后把宝宝全身都泡在水中，再把裹在宝宝身上的衣服或毛巾除去。

Step 5 洗前胸和后背

先洗宝宝的颈部和前胸，然后将宝宝翻转过来，用一只手托住宝宝的颈部和胸脯，洗后背和臀部。

Step 6 洗手臂、腿部和手脚

先洗手臂和腿部，再仔细地清洗宝宝握紧的小拳头和脚。

Step 7 洗隐私部位

男孩洗睾丸周围，女孩洗阴唇周围。

Step 8 冲洗

洗完所有部位后，温水将全身冲洗干净。

Step 9 抱出浴盆

把宝宝抱出浴盆后，不要急着给宝宝穿衣服，先用浴巾裹着，迅速把头擦干再擦身体，等全身彻底擦干后再穿衣服，这样不易受凉感冒了。

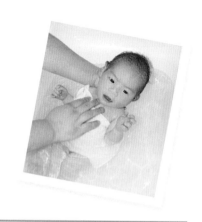

男女生洗屁屁大不同

女宝宝应这样清洗屁屁

Step 1
用纸巾擦去粪便，然后用温水浸湿软布，擦洗小肚子，直至脐部。

Step 2
用另一块干净软布擦洗大腿根部所有皮肤皱褶处，要注意顺序是由上向下、由内向外。

Step 3
将宝宝双腿举起，清洗其外阴部。

Step 4
用另一块干净软布清洁臀部，然后从大腿向里洗至肛门处。

Step 5
用纸巾轻轻擦干尿布区，然后让宝宝光着屁股，使臀部曝露于空气中片刻。

男宝宝应这样清洗屁屁

Step 1
男宝宝经常在你解开尿布的时候马上撒尿，故在解开尿布后应将尿布停留在阴茎处几秒，以免尿到你身上。

Step 2
用纸巾擦去粪便，在他屁股下面垫好尿布。用温水弄湿棉花来擦洗，先擦肚子直至脐部。

Step 3
用软布彻底清洁大腿根部及阴茎处的皮肤皱褶，由里往外顺着擦拭。清洁睾丸下面时，妈妈用手指轻轻将睾丸往上托起。

Step 4
用软布清洁宝宝睾丸各处，包括阴茎下面，因为这些地方可能有尿渍或大便。

Step 5
将宝宝双腿举起，清洁他的肛门及屁股，接着清洗大腿根内侧。

Step 6
用纸巾擦干尿布区，让他光着屁股晾晾。

给宝宝做抚触

在宝宝哭闹时，大多数妈妈都会自然而然地抚摸宝宝的后背、手心或者小脚丫，这种皮肤接触也可称为抚触。

抚触不仅是父母与宝宝沟通情感的桥梁，还能帮助宝宝加快新陈代谢，缓解肌肉紧张，并通过对宝宝皮肤的刺激，促进对食物的消化、吸收和排泄，加快体重增长，帮助宝宝安稳睡眠，消除烦躁。

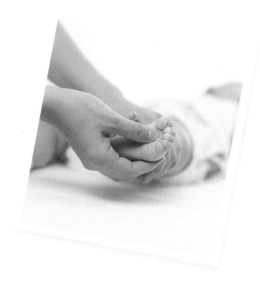

部位	作用	具体手法
脸部	缓解脸部因吸吮、啼哭等造成的紧绷感	取适量的宝宝润肤油，从前额中心处用双手拇指往外轻轻推压，画出一个微笑状。眉头、眼窝、人中、下巴，同样用双手拇指从中心处往外推压，画出微笑状
胸部	让呼吸更加顺畅	双手放在宝宝两侧肋边，右手向上滑至宝宝右肩，左手用同样的方法进行
臂部、手部	增强运动的协调能力	从宝宝上臂到手腕部轻轻挤捏，然后用手指按摩手腕；双手夹住宝宝的小手臂，上下搓滚；用拇指从宝宝手心按摩至手指尖
腹部	帮助宝宝排气通便	按顺时针方向按摩宝宝腹部，但脐带未脱落前不要按摩该区域
腿部、足部	让宝宝的运动协调能力增强	从宝宝的大腿至脚踝部轻轻挤捏，然后按摩脚踝至足部
背部	舒缓背部的肌肉	双手平放在宝宝背部，从颈部向下抚摸，再次从颈部向下用指肚轻轻按摩脊柱两边的肌肉

给宝宝穿衣、脱衣的技巧

新生儿身体柔软，皮肤娇嫩，小脖子也是软软的，四肢又呈弯曲状，所以给宝宝穿衣、脱衣需要一点技巧。

穿衣服

穿开口衫

衣服打开，平放在床上。让宝宝平躺在衣服上，将宝宝的一只胳膊轻轻送入袖子中，你的一只手从袖口伸进衣袖，慢慢地将宝宝的手拉出衣袖，同时你的另一只手将衣服拉住。之后，用同样的方法穿对侧衣袖。把穿上的衣服拉平，系上系带或扣上纽扣。

穿套头衫

最好选择衣领容易伸缩的衣服。把套头衫的下摆提起，挽成环状，尽量张大领口，先套到宝宝的后脑勺上，然后再向前下拉，在经过宝宝的前额和鼻子的时候，要用手把衣服抻平托起来。宝宝的头套进去以后，再把他的胳膊伸进去。

穿裤子

家长的一只手伸进裤管，拉住宝宝的小脚，另一只手将裤子向上提，即可将裤子穿上。

穿连身衣

将连身衣纽扣解开，平放在床上。先穿裤腿，再用穿上衣的方法穿上袖子，然后扣上所有纽扣。

脱衣服

给宝宝脱衣服的顺序和穿衣服的顺序是相反的，即要先脱裤子，再脱上衣。

脱裤子

把宝宝放在床上，一只手轻轻抬起臀部，另一只手将裤腰脱至膝盖处，放平宝宝后，用一只手抓住裤口，另一只手轻握宝宝的膝盖，将腿顺势拉出来。

脱套头衫

把衣服从腰部上卷到胸前，然后握着宝宝的肘部，把袖口卷成圆圈形，轻轻地把胳膊从中拉出来。最后，把领口张开，小心地从头上取下。

脱开口衫

解开扣子，把袖子卷成圆圈形，轻轻地把手臂从中拉出。

脱连身衣

先按脱开口衫的方法脱连身衣的上身，然后按脱裤子的方法将其脱下。

怎样为宝宝选择纸尿裤

● 纸尿裤的类型

常见的纸尿裤有黏合式三角衬裤型和穿着式三角衬裤型（拉拉裤）等。

黏合式三角衬裤型纸尿裤使用方便，价格适中，是当前最为广泛使用的纸尿裤，最适合小便量和活动量都在不断增长的 1 岁以内的宝宝。

拉拉裤能像三角内裤那样穿着，使用方便，具有极为出色的活动性，但价格比较昂贵，适合会走会跑的宝宝使用。

● 选择纸尿裤的 3 大要领

有超强的吸水力

宝宝的新陈代谢，尤其是水代谢，非常活跃，而且膀胱又小，每天都要排好多次尿，所以如果护理不及时，屁屁经常处于潮湿的状态，长期如此容易形成尿布疹。

在选择纸尿裤时，应挑选那些含有高分子吸收体、具有超强集中吸收能力的。这样的纸尿裤被浸湿后，形成的凝胶能承受相当多的液体，可把尿液锁在中间不回渗，因此能使宝宝的小屁屁保持干爽，从而预防发生尿布疹。

柔软且无刺激性

宝宝的皮肤厚度只有成人皮肤的 1/10，角质层很薄，因此与宝宝皮肤接触的纸尿裤的表面应柔软舒适，包括伸缩腰围、粘贴胶布也应如此，就像棉内衣一样，而且，不应含有刺激性的成分，以免引起过敏。

透气性好

宝宝皮肤上的汗腺排汗孔比成人的小。在环境温度增高时，如果湿气和热气不能及时散出，宝宝的屁屁就会潮湿，促发热痱和尿布疹。

因此，选择纸尿裤在考虑超强吸水力的同时，也要注意是否透气。虽然尿液被吸收了，但热气和湿气仍聚集在纸尿裤里，也会使细菌生长，诱发尿布疹。

宝宝红屁股怎么办

宝宝粉粉嫩嫩的小屁股上长了尿布疹，又痒、又痛、又红，很不舒服。这恼人的尿布疹使宝宝寝食难安、精神不佳，体重也随之下降，家人焦急万分。所以，了解一些预防及护理尿布疹的方法非常有必要。

应对方法

- 勤换尿布或纸尿裤。妈妈在宝宝大小便后要及时给宝宝更换尿布或纸尿裤，这样有利于预防宝宝红屁股。
- 选择纯棉白色尿布。首先，纯棉的尿布舒服、吸水性好、不含化学成分，对宝宝娇嫩的皮肤不会造成伤害。其次，白色的尿布可以随时观察宝宝的大小便情况是否出现异常。
- 保持臀部干爽。新生儿大小便后及时清洗，然后让小屁屁在空气中晾一晾，保持屁屁的干爽。
- 可用护臀霜或鞣酸软膏。使用时只用很少一点点，在宝宝的屁股上非常薄地涂抹一层，然后轻轻拍打周围的皮肤帮助吸收。涂抹得过多过厚，反而容易造成毛孔堵塞，加重红臀。

如何预防

- 宝宝大小便后，要用清水冲洗一下小屁屁，用干爽的毛巾擦干，并让宝宝的臀部在空气中晾一下，待干后再包上纸尿裤，保持皮肤干燥。
- 如果给宝宝用的是尿布，一定要质地柔软，应用弱碱性肥皂洗涤，并在阳光下暴晒杀毒。
- 当宝宝腹泻时，大便次数会比较多，家长除了要及早治疗外，还应在给宝宝每天换尿布或纸尿裤时，于臀部涂上防止尿布疹的药膏。
- 选择品质好、吸水性强、柔软且无刺激性、透气好的纸尿裤。
- 不要把尿布或纸尿裤系得太紧，否则宝宝的小屁股就不能"呼吸"了。不要给宝宝穿塑料套裤或其他不透气材料制成的衣物。
- 坚持母乳喂养。母乳会增强宝宝的抵抗力。
- 给宝宝护理臀部时的纸巾一定要选用质量好的。

新生儿溢奶的护理

溢奶，是很多新妈妈遇到的头疼事儿，其实防止宝宝溢奶的方法很简单，就是每次吃完奶后就要给宝宝拍嗝，帮助宝宝把吸入的空气吐出来。

● 坐着拍嗝

让宝宝坐在你的一侧大腿上，在腿上铺一条毛巾，以防宝宝溢奶把裤子弄脏。如图，一只手环抱宝宝，虎口置于宝宝腋下支撑住宝宝，让宝宝的身体微微向前倾。然后用另一只手轻轻地拍宝宝的背部。

● 抱着拍嗝

将宝宝竖抱，让其头靠在妈妈肩上，轻轻拍其背。拍嗝时，妈妈五指并拢靠紧，手心弯曲，这样拍的力量能引起振动又不会让宝宝感觉疼痛。

两种方法可以轮换着使用，看哪种比较适合你和宝宝。所有的动作都要轻柔，直到宝宝把嗝打出。

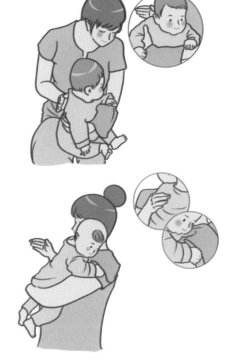

儿科医生有话说

浴后不宜马上哺乳

一般来说，许多哺乳期的妈妈很喜欢洗完热水澡后，暖融融地抱起宝宝给他喂奶。但专家认为，妈妈刚洗完热水澡后，并不太适合立即哺乳，因为热水洗浴，体热蒸腾，乳汁也为热气所侵，乳汁的质和量可能会有所变化。古代乳母应"定息良久"，然后再哺乳。

另外，婴儿洗澡之后也不宜马上喝奶。因为这种情况下，婴儿的气息产生变化，气息未定时就喂奶会使其脾胃受损。

所以，凡是洗浴之后，应当休息一段时间，等气息平定下来再喂奶。

0 ~ 1 岁新生儿婴儿养护

用音乐开启心灵

人的大脑分左脑和右脑。右脑，又叫"人文脑"，主管音乐、图像和形象思维等活动；左脑，又叫"技术脑"，主管分析、理解、逻辑思维。人类在幼儿期，左、右脑之间开始架设"桥梁"，这个精良、稳定的神经网络一旦建成，就构成了人脑发挥作用的基础。如果一开始架设了一个基础很差的"桥梁"，那么将来想要再改建成高品质的"桥梁"是非常困难的。

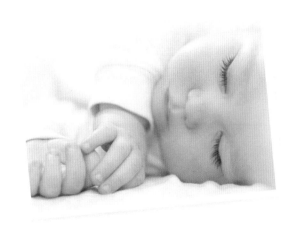

● 音乐有助于气质养成和智力开发

对于婴幼儿来说，音乐教育有两项重要的功能：一是气质养成，二是智力开发。宝宝经常聆听优美的音乐，可将音乐中丰富而柔美的旋律及节奏感自然而然地融入脑中，并且将来可自然地体现在日常的说话、作文、写字中以及行动举止，甚至表情上。

因此，有选择、有计划地进行婴幼儿音乐教育，对他长大后的气质、审美和职业选择都有很大的影响。

● 宝宝应以听背景音乐为主

此时的宝宝应以听轻音乐为主，音乐可以根据宝宝活动的内容随时调节。

进行体能锻炼时，可配合欢快、节奏感强的乐曲。

哺乳时，可配合舒缓、柔和的音乐。

困倦或要睡觉时，可放一些经典的催眠曲或小夜曲。

Tips

好的音乐有助宝宝睡眠

经常在困倦时播放有利于睡眠的音乐，宝宝会形成条件反射，听到这样的音乐就慢慢进入睡眠状态，这对宝宝养成良好的睡眠习惯很有益处。

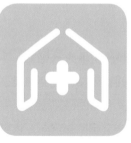

家庭诊所

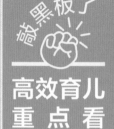

宝宝离开妈妈安全的子宫来到人间，即脱离了母体单独置身到一个新的环境，一切需要靠自己去适应，由于宝宝的生理功能还没有发育完善，很容易出现各种疾病，如黄疸、新生儿肺炎等，这就需要爸爸妈妈掌握各种疾病的预防与护理技巧，以便能够及时发现问题。这一时期父母还应做好新生儿疾病筛查，以及宝宝的免疫接种等。

新生儿疾病筛查

新生儿疾病筛查是对出生 72 小时至 7 天内的新生儿进行筛查，使某些带有严重先天性或遗传性疾病的新生儿在临床症状出现之前得到及时治疗，以预防智力低下以及其他严重后果的发生。

一般医院在宝宝出生后都会抽血送检。目前开展的是苯丙酮尿症和先天性甲状腺功能减退两种疾病的新生儿筛查。这两种疾病是引起儿童智能发育缺陷的重要原因之一。所以，参加新生儿进行疾病筛查是非常有益，也是非常必要的。

据统计，全国每年这两种疾病的新发病患儿有 5000 余例，给家庭和社会带来了沉重的负担。如果能在新生儿出生后立即做出诊断并加以治疗，他们的智能发育和体格发育基本上就可以达到同龄正常儿童水平。

预防新生儿肺炎，从预防感冒做起

其实，新生儿患感冒的不多，但如果真感冒了，就要警惕转变成肺炎。就感冒本身来说，对新生儿的危害并不大，但如果转变成了气管炎、肺炎，那就是非常严重的疾病了，对宝宝的危害会非常大。

新生儿肺炎在新生儿期感染性疾病中很常见的，其发病率高，死亡率也高。新生儿肺炎有其特殊性，患儿很少咳嗽，一般表现为呼吸浅促、鼻翼翕动、点头呼吸、口吐泡沫、发绀、食欲差、精神萎靡、呛奶、反应低下、哭声轻或不哭、呕吐、体温异常。

重症患儿会出现呼吸困难、呼吸暂停、点头呼吸和吸气时胸廓有凹陷，不吃、不哭、体温低等现象。

如果宝宝患上了肺炎，更要精心护理：

1 要密切注意宝宝的体温变化、精神状态以及呼吸情况。

2 要多喂水。因发热、出汗、呼吸快，宝宝失去的水分较多，喂水可以补充水分，还能使咽喉部湿润，稠痰变稀，使呼吸道通畅。

3 要检查宝宝鼻腔内有无干痂，如有，可用棉签蘸水后轻轻取出，以解决因鼻腔阻塞而引起的呼吸不畅。

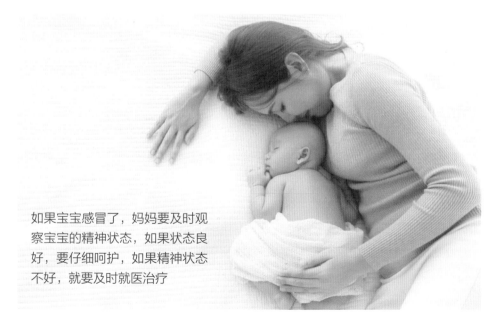

如果宝宝感冒了，妈妈要及时观察宝宝的精神状态，如果状态良好，要仔细呵护，如果精神状态不好，就要及时就医治疗

出黄疸，别着急

吃上母乳的新生儿，脸上才褪去黑红的颜色，开始显出粉白的本色，又突然发黄了，从鼻尖开始，到下巴、眼皮，继而是整个脸，这可怎么办？

● 怎么区分生理性黄疸和病理性黄疸

大部分新生儿在出生后 1 周内会出现皮肤黄染，即黄疸，这主要是由新生儿胆红素代谢的特点决定的，分为生理性黄疸和病理性黄疸。

	生理性黄疸	病理性黄疸
症状出现时间	黄疸出现较晚，多在出生 3 天后出现	黄疸出现较早，出生后 24 小时内就出现
程度表现	黄疸程度较轻，皮肤、黏膜及巩膜（白眼球）呈浅黄色，尿的颜色也发黄，但不会染黄尿布	黄疸程度较重，皮肤呈金黄色或暗褐色，巩膜呈金黄色或黄绿色，尿色深黄以致染黄尿布，眼泪也发黄
消退时间	足月儿黄疸一般在出生后 10~14 天消退，早产儿可能延迟到 3 周才消退，但无其他症状	黄疸持续不退，或黄疸消退后又重新出现或加重
治疗	可自行消退，一般不必治疗	可引起大脑损害，一旦出现以上症状，均应及早到医院接受检查、治疗

● 出现病理性黄疸及时治疗

当黄疸出现早，程度较重或持续不退时，应及时就医，判断宝宝是否是病理性黄疸。病理性黄疸的原因可能有：母亲与宝宝血型不合导致的新生儿溶血症、婴儿出生时有皮下血肿、新生儿感染性疾病、新生儿肝炎、胆道闭锁等。黄疸过重，有可能对新生儿造成脑损伤，因此一定要及早就医，可根据医生建议采用光照疗法等。

新生儿低血糖的处理

● 新生儿低血糖的症状

大多数低血糖宝宝无临床症状，少数可出现喂养困难、精神萎靡、嗜睡、激惹、多汗、皮肤青紫，继而出现颤抖、震颤、眼球转动异常、呼吸不规则、呼吸停止甚至惊厥、昏迷等非特异性症状。经口服或静脉注射葡萄糖后血糖恢复正常，上述症状即可消失。

● 什么原因导致宝宝低血糖

新生儿的血糖水平很低，肝糖原储备不足，而初乳分泌较少，易使其体内肝糖原迅速下降。同时，新生儿大脑发育又很快，需要消耗大量的葡萄糖，如果来源过于不足或有生成障碍，就容易导致低血糖。

一般来说，新生儿低血糖多见于早产儿、糖尿病妈妈的宝宝以及新生儿缺氧窒息、硬肿症、感染败血症等。

● 如何预防新生儿低血糖

尽早给宝宝喂奶： 最好在产后 30 分钟就喂奶，及时补充宝宝体内能量，以降低新生宝宝低血糖的发生率。早产儿或窒息儿应尽快建立静脉通路，保证葡萄糖的摄入。

● 出现低血糖怎么办

如果发现新生儿低血糖，可以给其口服葡萄糖，最好是及时去医院进行治疗。

Tips———

哪些宝宝易发生低血糖

- 早产儿、低体重儿易发生低血糖。
- 巨大儿特别是糖尿病妈妈所生的宝宝，低血糖发生率也较足月儿为高。
- 双胎、体重极低的新生儿肝脏内肝糖原贮存量都较少，如不提前喂奶，易发生低血糖。
- 在寒冷的季节里，宝宝出生后，如不注意加强保暖，易造成其出现低体温，加速能量消耗，促使低血糖的发生。
- 患重病的新生儿葡萄糖消耗增加，易致低血糖。

宝宝乳糖不耐受怎么办

乳糖是乳类食品特有的糖类，在母乳和牛奶中含量都较丰富。乳糖会在小肠内经过乳糖酶水解后被吸收利用。但有的宝宝肠道先天就缺乏乳糖酶，导致乳糖在小肠不能被水解而直接进入大肠，刺激肠道而导致腹痛、腹胀、腹泻、便中带血等反应。上述情况，称为乳糖不耐受或乳糖吸收不良。

如果宝宝乳糖不耐受，不妨试试下面的建议。

● 少量多次喂养

每个宝宝对乳糖不耐受表现出的反应都不同，有的喝一杯奶（含 12 克乳糖左右）会出现腹胀、腹泻，而有的则喝半杯奶就会出现上述反应。也就是说，宝宝在一定程度上对牛奶是可耐受的，可以把一杯奶采取少量多次的方法喂，有助于化解乳糖不耐受的情况。

用考普氏指数判断宝宝的营养状况

考普氏指数是用宝宝身长和体重来判断宝宝营养状况的一种方法。这个指数是用体重除以身长的平方再乘以 10 得出来的，其公式为：

考普氏指数 =〔体重（克）/〔身高（厘米）× 身高（厘米）〕〕×10

例如，某 5 个月宝宝体重为 6000 克，身长为 62 厘米，则：

〔6000/（62×62）〕×10=16

根据考普氏指数判断标准，指数达 22 以上则表示宝宝太胖；20～22 为稍胖；18～20 为优良；15～18 为正常；13～15 为偏瘦；10～13 为营养不良；10 以下则表示营养重度失调。

做好宝宝的免疫接种

人的一生当中，会不断地受到各种病菌的侵扰，其中有一些是非常可怕的致命病毒。因此，为了提高抗病能力，人们需要依靠疫苗的帮助。对于婴幼儿来说，注射疫苗更是一项必不可少的工作。

根据中国《疫苗流通和预防接种管理条例》，中国对儿童实行预防接种制度。在儿童出生后 1 个月内，其监护人应当到儿童居住地承担预防接种工作的接种单位为其办理预防接种证。

宝宝及时接种疫苗对健康至关重要，最好按照免疫预防接种证上的时间表带宝宝去接种疫苗。只有严格按照合理程序实施接种，才能充分发挥疫苗的免疫效果，使宝宝获得和维持高度免疫水平，逐渐建立完善的免疫屏障，有效控制相应传染病的流行。

疫苗的接种其实是将细菌或病毒经过适当处理后以无危害的形式引入宝宝体内，以激发免疫反映。我国疫苗分一类疫苗（计划内疫苗）和二类疫苗（计划外疫苗），也就是俗称的免费疫苗和自费疫苗。

● 计划内疫苗接种

计划内疫苗（一类疫苗）是国家规定纳入计划免疫的，属于免费疫苗，是宝宝出生后必须接种的。

计划内免疫包括两个程序：一是全程足量的基础免疫，即在 1 周岁内完成的初次接种；二是以后的加强免疫，即根据疫苗的免疫持久性及人群的免疫水平和疾病流行情况适时地进行复种。这样才能巩固免疫效果，达到预防疾病的目的。

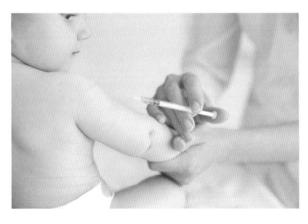

以北京市为例，0～3 岁宝宝疫苗接种的时间顺序见下表：

年龄	疫苗名称	针（剂）数	预防疾病
出生	卡介苗	初种	结核病
	乙肝疫苗	第一针	乙型病毒性肝炎
1 月龄	乙肝疫苗	第二针	乙型病毒性肝炎
2 月龄	脊灰疫苗	第一针	脊髓灰质炎
3 月龄	脊灰疫苗	第二针	脊髓灰质炎
	百白破疫苗	第一针	百日咳、白喉、破伤风
4 月龄	脊灰疫苗	第三针	脊髓灰质炎
	百白破疫苗	第二针	百日咳、白喉、破伤风
5 月龄	百白破疫苗	第三针	百日咳、白喉、破伤风
6 月龄	乙肝疫苗	第三针	乙型病毒性肝炎
	A 群流脑疫苗	第一针	流行性脑脊髓膜炎
8 月龄	麻风二联疫苗	第一针	麻疹、风疹
9 月龄	A 群流脑疫苗	第二针	流行性脑脊髓膜炎
1 岁	乙脑减毒疫苗	第一针	流行性乙型脑炎
18 月龄	甲肝疫苗	第一针	甲型病毒性肝炎
	百白破疫苗	加强	百日咳、白喉、破伤风
	麻风腮疫苗	第一针	麻疹、风疹、流行性腮腺炎
2 岁	甲肝疫苗	第二针	甲型病毒性肝炎
	乙脑减毒疫苗	第二针	流行性乙型脑炎
3 岁	A+C 群流脑疫苗	加强	流行性脑脊髓膜炎

● 计划外疫苗接种

计划外疫苗（二类疫苗）是自费疫苗。可以根据宝宝自身情况、各地区不同状况及家长经济状况而决定是否接种。如果选择注射二类疫苗，应在不影响一类疫苗情况下进行选择性注射。要注意接种过活疫苗（麻疹疫苗、乙脑疫苗、脊灰糖丸）要间隔4周才能接种死疫苗（百白破、乙肝、流脑及所有二类疫苗）。

同样以北京市为例，0~3岁宝宝可有选择性地自费、自愿接种此类疫苗，以下为计划外疫苗的接种时间和顺序：

疫苗名称	预防疾病	使用人群与接种次数
B型流感嗜血杆菌结合疫苗	B型流感嗜血杆菌感染	6月龄以下儿童注射3针，间隔1~2个月，一年后加强1次；6~12个月儿童注射2针，间隔1个月，于出生后第二年加强接种1次；1~5岁儿童注射1针
水痘疫苗	水痘	1~12岁儿童接种1针，13岁以上接种2针，间隔6~10周
7价肺炎球菌结合疫苗	肺炎	3~6月龄儿童接种3剂，3、4、5月龄各1剂，每次至少间隔1个月；7~11月龄儿童接种2剂，每次至少间隔1个月；12~23月龄儿童接种2剂，每次至少间隔2个月；24月龄~5岁儿童接种1剂
23价肺炎球菌多糖疫苗	肺炎	针对2岁以上体弱多病儿童，65岁以上老年人，慢性疾患或免疫功能减弱的人群，注射1针，高危人群5年后加强1次，健康人不需加强
流感疫苗	流感	季节性接种6~35月龄儿童注射2针，间隔1个月，每针0.25毫升；3岁以上儿童或成人注射1针，每针0.5毫升
狂犬疫苗	狂犬病	犬类动物咬伤或抓伤者按0、3、7、14、28（或30）天程序接种，越早越好，咬伤严重者在医生指导下酌情加用抗狂犬病血清。特殊职业人群或宠物饲养者按0、7、21（或28天）程序做预防注射，以后根据抗体检查结果加强
轮状病毒疫苗	秋季腹泻	2月龄至3岁以内婴幼儿每年口服1次，共4次

注：表中疫苗全部为自费疫苗，自愿接种，必须在医生指导下进行接种

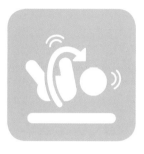

感统训练

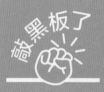

感觉统合训练，让宝宝一生受益

人们之所以可以感知这个世界，正是因为大脑可以接收到这个世界丰富多彩的信息。通过眼睛，人们看到了色彩斑斓；通过耳朵，人们听到了大自然动人的声音；通过鼻子，人们闻到了饭菜香；通过舌头，人们品尝到了食物的美味；通过前庭，人们掌握了平衡；通过皮肤，人们感触到冷热痒痛。

人们的眼睛、耳朵、鼻子、舌头、前庭和皮肤都是接受外界信息的器官，而接收到的信息通过这些器官内的神经组织传递给了大脑，然后各种画面、声音、味道、感觉才会在大脑中被感知到，接着会进一步指挥人们的身体：如走在平衡木上会不由自主地张开双臂；吃到酸的食物会开始分泌唾液等。

所谓感觉统合（简称感统），就是将人体器官的各部分感觉信息组合起来，经大脑统合作用，然后做出反应。简单来说，就是人们对外界信息的接受、处理、输出的过程，感觉统合是一个正常大脑必备的功能。

新生儿，注意刺激触觉和嗅觉

新生儿会利用吸奶、鼻子摩擦、依偎在妈妈身边等来和妈妈保持联系。过来人都有这样的经验：当宝宝哭闹不愿意睡觉时，妈妈抱着，闻闻妈妈衣服的味道，一会儿就可以安眠。从某种角度说，这是有一定道理的，触觉在建立宝宝基本的依恋关系和安全感上是非常重要的。所以，要多抱抱宝宝，尤其是肌肤接触，让宝宝成为充满爱与自信的人。

新生儿有时候会手舞足蹈，这是在发展本体觉，即知道自己的身体在哪里，而触觉和本体觉的早期输入会不断刺激大脑。

此时多进行身体接触，多对着宝宝说话，让宝宝看清爸爸妈妈的脸，多播放古典音乐和童谣等，都是比较好的良性刺激。

爸爸要多参与宝宝运动

运动对于宝宝来说非常重要，它可以促进宝宝的食欲，提高肌肉的能力，从而获得强壮的体魄。

宝宝在新生儿期需要在父母帮助下进行适当的活动，如宝宝被动操。此时爸爸可以多参与，帮助宝宝做两手交叉屈伸运动、肘部屈伸运动、举腿运动等。

宝宝大一点后，爸爸则应因地制宜，采取多种主动运动方式，如游戏、体操等。

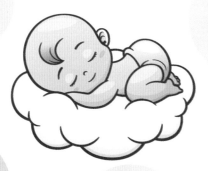

视觉
光传感器

触觉、温觉
温度传感器
压力传感器

嗅觉
湿度传感器
气体传感器

听觉
声音传感器

味觉
味传感器

根据宝宝的心理进行教养

娇嫩的宝宝最能惹父母的怜爱，你笑他也笑，你心情沉重，他就不高兴，稍大的时候，大人让干什么他就干什么，特别听指挥，母亲也会觉得宝宝和自己的心灵相通，更加激起妈妈对宝宝浓浓的母爱。这时的宝宝还没有完全形成"自我"的概念，分不清自己和妈妈（或他人）的区别。妈妈高兴，自己就高兴，妈妈不高兴，自己就不高兴，宝宝的情绪容易受周围成人的影响，听从大人的安排。

这时宝宝会采取"自我享乐"行为准则，以满足本能需求，如饿了、尿湿了就哭，不会顾及父母、别人的感受，不会控制自己的情绪、行为。

如果父母在教养宝宝时，能了解他的心理特点，有计划、有目的地进行，那将会事半功倍。

1 可以通过哺乳，进行良好的行为训练，养成宝宝有规律的生活习惯。不要将喂奶与啼哭两种行为联系起来，即不能一哭就吃，以免影响日后建立规律的生活习惯。可以在喂奶前唱同样的歌或听同样的音乐，这样宝宝会形成条件反射，听到熟悉的声音时就会安静下来。

2 有计划地训练宝宝抬头、翻身、挺胸、站立、行走等。这对其日后形成动作敏捷、行为快速的模式很有帮助。

3 早期智力开发。可按照宝宝的月龄，准备色彩鲜艳的玩具、图画，促进其感官的发展。此外，动听的乐曲、成人委婉生动的话语，均对其心理发育有良好影响。

4 母亲和家人应给予宝宝必要的爱抚、触摸和搂抱。美国心理学家发现，如果育婴室不用保育员，仅采用机械化手段喂奶，宝宝不与人接触，结果宝宝的生理与心理的发育都受到影响。后来增加了保育员，规定了每天抱起宝宝的时间和次数，从而使宝宝解决了"皮肤饥饿"的困扰，睡眠、吃奶都较前有进步，且患病率大大下降。

培养宝宝健康的心理卫生，需要父母的精心呵护，需要一定的规律和秩序，只要父母能坚持，宝宝一定会以良好的状态作为回报

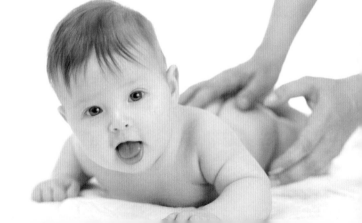

聪明的早期教育与认知能力训练

● 运动训练

宝宝的能力特点：宝宝出生后就有一定的运动能力，比如打哈欠、凝视、笑、吸吮自己的拳头、蹬腿、挥手、晃胳膊、扭头等，这都是宝宝天生的本领，更是培养动作与运动能力的基础。因此，可以从宝宝出生起就加以培训和锻炼。

训练要点：在第一个月里，父母可以辅助宝宝做一些被动操，比如抬头、抓握与肢体训练等，这些训练对新生宝宝的成长发育都非常有利。

注意事项：宝宝的衣服要宽松、柔软、舒适，让宝宝的身体自由伸展。系带等不要绑得太紧，否则会限制四肢的活动，影响身体发育。

● 视力训练

宝宝的能力特点：新生宝宝已经有了视觉能力，对光线的刺激十分敏感，但此时他的视觉能力还是很微弱的，只能看到20厘米左右距离的物体，眼睛可以跟踪运动的物体，也会向声源方向移动目光。

训练要点：选择一些颜色鲜艳的吊挂玩具，悬挂在距离宝宝眼睛20～40厘米处。随月龄增加，可适当拉开距离。

注意事项：要发展宝宝的视觉能力，必须将物体放在距离宝宝眼睛20～40厘米的距离。这种状态会一直持续到3～4个月才会改变。

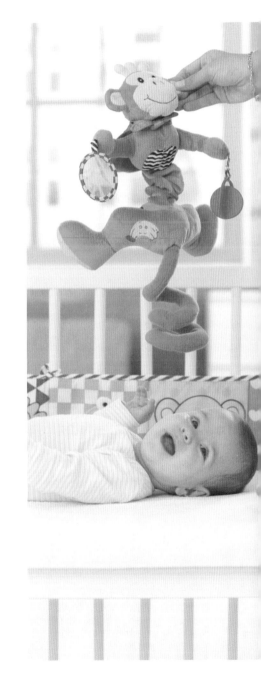

亲子游戏

● 运动游戏：扭扭操

游戏目的

有助于全身运动，训练宝宝的肢体力量和协调性。

游戏准备

无。

游戏方法

❶ 让宝宝平躺，握住宝宝的双脚。

❷ 将左脚抬起，交叠于右脚上（注意此时宝宝的腰部应该微微扭转）。

❸ 恢复平躺，如此左右重复各 10 次。

● 视力游戏：看床边的挂饰

游戏目的

能够刺激视觉，吸引宝宝的注意力。

游戏准备

能够发出声音的黑白色床边挂饰。

游戏方法

❶ 让宝宝仰卧，然后在距离宝宝脸部 30 厘米的上方挂上床边挂饰。通过颜色鲜明的黑白挂饰吸引宝宝的视线。

❷ 刚开始宝宝的注意力只能集中 5 秒左右，但慢慢会延长。如果宝宝喜欢这种游戏，可以重复 3~4 次，仔细观察宝宝的表情和行为。

儿科医生有话说

挂饰小常识

挂饰的位置要不定期变化，以免宝宝长期盯视同一位置而造成对眼或斜视。

对比明显的颜色可以刺激宝宝的视觉，3 个月以前，看黑白床边挂饰最合适。能够分辨颜色后，可换成彩色床边挂饰。

梁大夫直播间

初生的小宝宝除了吃奶就是睡觉这正常吗？

梁大夫答

新妈妈一定很奇怪，为什么小宝宝除了吃奶以外几乎所有的时间都在睡觉。这是由于新生儿大脑皮质的兴奋性较低，神经活动过程弱，外界刺激对他们来说都相对过强，因此很容易疲劳，极易进入睡眠状态，这也导致新生儿无昼夜之分，甚至有的新生儿昼眠夜哭。

睡眠状态是大脑皮质层的一个弥漫性抑制状态，它可以在皮质层得以休息后恢复其功能。所以初生的小宝宝除了吃奶就是睡觉是正常的（一天基本 20 小时都在睡眠中），新妈妈不用太担心。随着年龄的增长，大脑皮质的发育逐渐完善，宝宝睡眠时间也会逐渐缩短，而且由于白天外界刺激多，宝宝会逐渐出现昼夜之分。

孩子腿形不好，需要绑腿吗？

梁大夫答

老一辈的人很多都有绑腿的说法，觉得宝宝生下来腿不直，需要把两腿拉直，然后用布带捆好，这样宝宝的腿才能长得又直又长。这是没有科学依据的，而且这么做还可能导致宝宝的髋关节发育不良，所以一定不要给孩子绑腿。

Part 1 新生儿（0~28 天）

宝宝刚出生没多久，怎么知道穿衣盖被是否合适？

梁大夫答

新生儿穿的衣服和盖被稍多于成人即可，检查一下宝宝的四肢皮肤冷暖程度即可知道穿衣盖被是否合适，一般只要宝宝的四肢皮肤温暖，即可达到保温目的。

新生儿穿衣不宜过于"捂"，穿衣只需比成人多一件即可。

宝宝混合喂养后，还能改为纯母乳吗？

梁大夫答

当然可以，母乳喂养什么时候都不嫌晚。混合喂养的宝宝不可能立刻断了奶粉，这时候就要增加母乳喂养的次数，以刺激妈妈分泌更多的乳汁。建议妈妈全心全意地陪伴宝宝，随时按需哺乳。每天保证10次纯母乳喂养，其他时候可以喝奶粉，并逐渐减少奶粉的次数。只要妈妈坚持一段时间，泌乳量会有所提高的。

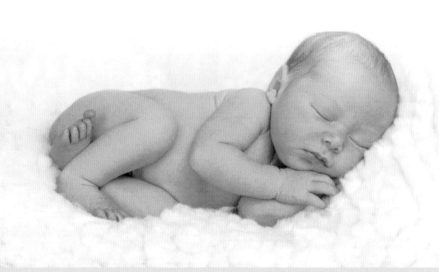

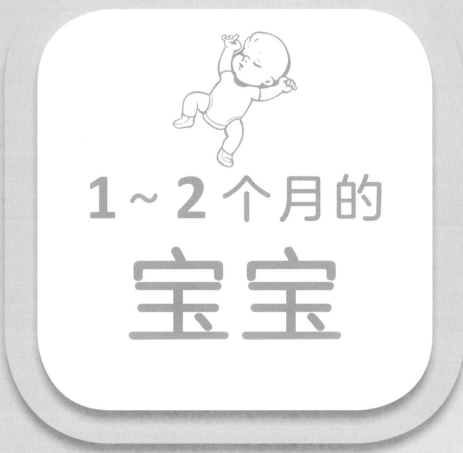

Part 2

1~2个月的
宝宝

这个月的宝宝在熟练地吃奶以后，体重比 1 个月之前明显增加了，个子也长高了不少，总想自己活动手脚，听觉、视觉等感觉器官发育得很好，睡眠时间有所减少。这个时期父母最重要的就是陪宝宝玩耍，以促进智力发育。

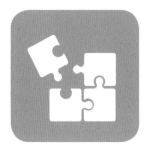

身心发展

身高体重

2 个月	男宝宝	女宝宝
身长	52.2~65.7 厘米	51.1~64.1 厘米
体重	3.94~7.97 千克	3.72~7.46 千克
头围	35.2~42.9 厘米	34.5~41.8 厘米
新本领	手能张开；腿部力量增大；能看见约1米内的景物，会反射性地眨眼；能分辨声音的方向；眼睛会追视；会用哭声来表达需求；有时会发出笑声	

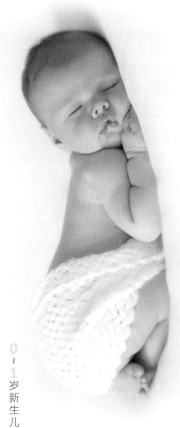

此时宝宝的体重增长较快，母乳喂养的宝宝平均每月可增加 1200 克，人工喂养的宝宝每月可增加 1500 克甚至更多。但体重增加的程度存在显著的个体差异，如果宝宝在这一时期增长速度有些慢，不用过于着急，只要排除疾病因素，到了下一个月就会出现补长现象。

宝宝刚出生时，俯卧还不能抬头，但出生 1 个月以后，就能够短时间抬起头左右活动。尽管还不能完全用脖子支撑，但抓住宝宝的双臂向上时，脖子会随着向上，说明肌肉也产生了一定的力量。这个时期宝宝吸乳汁的动作更加熟练，力量也增强了。

综合能力

● 宝宝的四肢动作更灵活

这个时期宝宝觉醒的时间延长，吃奶量增加，四肢动作幅度增大，表情更加丰富。有时还会把手指放在嘴里吸吮，这属于正常行为，并不代表肚子饿，只是在探索自己的身体而已，妈妈注意保持宝宝双手的清洁即可，到了一定的时期，宝宝就不会再吸吮手指了。但如果宝宝出生后 1 年还继续吸吮手指，则有可能是习惯性的行为，需要纠正。1~2 个月宝宝尿尿的次数较之前有所减少，大便变得有规律，后半夜可持续睡 6 小时以上。

宝宝原先双腿呈"M"形，因此有些妈妈会担心宝宝长大后会变成"O"形腿，但是 1 个月后，宝宝的双腿会逐渐开始伸直。每次替换尿布的时候家长有意识地拉动宝宝的双腿，经常给宝宝做按摩，有助于宝宝双腿的挺直。

● 对声音和光线更加敏锐

这个时期宝宝的听力已经比较敏锐，能对声音做出反应。如果突然听到声音，就会伸直双腿。如果播放舒缓的音乐，会变得安静，还会把头转向放音乐的方向。在宝宝哭闹时，妈妈跟宝宝说话，他就会安静下来。所以平时要多跟宝宝说话，让宝宝保持愉快的心情。

1~2 个月宝宝的视觉能力也有所发展，本来模糊的视力已经能看到东西的轮廓，而且双眼能随着运动的东西移动。这时宝宝的注视距离是 15~25 厘米。太远或太近，虽然能看到，但不能看清楚。细心的家长可以发现，宝宝总是喜欢把头转向有亮光的窗户或灯光，喜欢看色彩鲜艳的窗帘。这时宝宝对看到的东西的记忆力也进一步增强，例如宝宝看到爸爸妈妈的脸时，会表现出欣喜的表情。

> ### 好爸爸微课堂
>
> **和宝宝一起屋内旅行**
>
> 爸爸抱着宝宝在屋内旅行可提高宝宝的眼界和认知。在屋子里慢慢走动，宝宝的眼睛看向哪里，爸爸就解释这个是什么，干什么用的。如果是可操作的相对安全的电器，在宝宝感兴趣的情况下，爸爸还可实际操作一下，丰富宝宝的认知。

睡眠

睡眠对宝宝的健康成长和智力发育是极其重要的。良好的睡眠可以促进宝宝的身体发育，增强智力和体力。因此，爸爸妈妈需要关注宝宝的睡眠，培养宝宝良好的睡眠习惯，让宝宝睡得安稳香甜。

● 宝宝睡觉最好不要开灯

不少家庭为了防止宝宝入睡后发生意外，喜欢让房间一直开着灯，以便观察。但是开灯睡觉对培养宝宝的作息并无好处。

这时宝宝适应环境变化的能力还很差，如果卧室灯光太强，就会影响宝宝适应昼明夜暗的规律，使他分不清黑夜和白天，不能很好地睡眠。

而且宝宝长时间在灯光下睡觉，光线会对眼睛持续不断地刺激，眼睛得不到充分休息，易造成对网膜损害，影响其视力的正常发育。

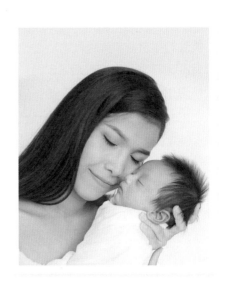

因此，宝宝睡觉最好不要开灯。为了方便观察，可以在远离宝宝头部的位置安一个光线较暗的小夜灯。

● 如何哄睡

有些宝宝睡觉不踏实或者难以入睡，家长可以采取以下方法让宝宝安然入睡：

1. 用手轻轻抚摸宝宝的头部，一边抚摸一边发出单调、低弱的"哦哦"声。

2. 将宝宝的手臂放在胸前，保持在子宫内的姿势，也能让宝宝产生安全感，很快就能入睡。

儿科医生有话说

安全的睡眠环境很重要

同房不同床是婴儿最好的睡眠环境。同时，婴儿床应坚固、平坦，床上不要放多余的被子、玩具等物品，以防堵住口鼻，出现婴儿猝死等风险。

排便

新生儿可能十几分钟就尿一次，而现在宝宝尿的次数减少了，大多会在每次觉醒后排尿，每一次尿量也有所增加。

纯母乳喂养的宝宝，大便次数仍然和新生儿时期差不多，6次以下就不算异常。极个别的宝宝会一天排便十余次，甚至每块尿布或纸尿裤上都有一点大便，比尿还勤，这也不一定是异常的，如果宝宝大便的性质比较好，生长发育正常，就不需要吃药，但如果出现大便带水，或大便次数突然增加，则要向医生咨询是否有乳糖不耐受或其他问题。

喂养不当的表现

一般来说，1~2个月大的宝宝大便已经比较有规律了。但喂养不当或食物过敏，可使宝宝的大便次数突然增加，严重时每日可达10次，便如稀水、腥臭，还有呕吐、厌奶、精神不济等表现，有的宝宝甚至会出现皮肤干燥、尿少等不适症状。这时可通过补充电解质来缓解病情。

Tips

这是正常的便便

纯母乳喂养的宝宝，大便是金黄色、稀糊糊的软便，每天排便5~6次。

人工喂养的宝宝，大便呈浅黄色，每天1~2次。

喂养不当容易造成肥胖儿

有的宝宝食欲较好，摄入过多的能量，易造成肥胖；还有的宝宝食欲低下，能量摄取不足，会比较瘦小。但体形与家族遗传有关，现在瘦宝宝较少了，胖宝宝较多，主要是因为不少妈妈总是怕宝宝吃不饱，有的宝宝已经几次把乳头吐出来了，妈妈还是不厌其烦地把乳头硬塞入宝宝嘴中，宝宝只好再吃两口。时间长了，会造成3种不好的结果：

1. 宝宝的胃被逐渐撑大，奶摄入量逐渐增多，成为小胖孩。

2. 摄入过多的奶，消化道负担不了如此大的消化工作，出现罢工，导致宝宝的食量下降。

3. 如果总是强迫宝宝吃过多奶，会形成精神性厌食。这种情况在宝宝期虽然不多见，但一旦形成，容易影响宝宝的身体健康，一定要避免。

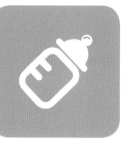

科学喂养

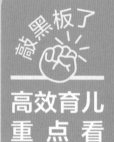

本阶段宝宝的发育很快，已经完全脱离了新生儿的特点，变得有模有样，不再是刚出生的小毛孩了。在这个时期，母乳喂养的妈妈仍要坚持用母乳喂养自己的宝宝，不要人为造成混合喂养。人工喂养的宝宝可逐渐过渡到按时喂养。

宝宝满月后怎样喂养

对于母乳喂养的宝宝，应继续采用纯母乳喂养，不必添加任何其他食物和饮品，包括水。对于人工喂养的宝宝，喂奶量应根据宝宝的食欲来确定，一般全天的喂奶量在500~750毫升，可分7~8次喂食。

● 喂养进入良性阶段

这个月宝宝所需要的奶量在不断增加，吸吮力也在增强。宝宝已经适应了妈妈乳头的大小了，喂奶姿势也比较自然了。从这个时候开始，喂养进入了良性阶段。

● 防止人为造成混合喂养

随着宝宝长大，他的吸吮能力增强，吸吮速度加快，每一下吸吮所吸入的奶量也在增加，因此，吃奶的时间缩短了。但妈妈不能因此认为奶少了，不够宝宝吃了。如果此时妈妈给宝宝添加了配方奶，因为奶嘴吸吮省力、配方奶比母乳甜等因素都可能会使宝宝喜欢上配方奶，而不再喜欢母乳。母乳是越刺激量越多，如果每次都有吸不净的奶，就会使乳汁的分泌量逐渐减少，最终导致母乳不足，人为造成混合喂养。

喂奶的分量与间隔

　　根据统计，70%的哺乳妈妈最困扰的是不知道宝宝是否吃饱了。因此很多妈妈在哺乳后忍不住又冲泡奶粉给宝宝吃，似乎唯有亲眼看见奶瓶里的奶被灌入宝宝口中才安心。那么到底如何分辨宝宝是否吃饱了？

月份	母乳分量 （每24小时）	喂食次数 （每24小时）	喂哺时长 （每边乳房）
0~1	570~630 毫升	10~12	7~10 分钟
1~2	630~830 毫升	7~8	10~15 分钟
2~3	740~860 毫升	6~8	10~15 分钟
3~4	740~1060 毫升	5~7	10~15 分钟
4~5	740~1140 毫升	5~7	10~15 分钟
5~6	800~1000 毫升	4~6	10~15 分钟
6~7	800~1000 毫升	4~6	10~15 分钟

　　母乳因为容易消化且百分之百能被宝宝肠胃吸收，所以喂食间隔较短。哺乳时要注意宝宝口腔姿势是否正确（舌头须贴在下腭），有时宝宝困了，舌头就会跑到乳头旁边（应在乳头下方），这时虽然有吸奶的动作，但其并没有真正吃到奶。这种情形分辨的方法是注意有无吞咽声，若有乳汁流入喉咙的声音，那就无妨，不然要想办法唤醒宝宝，调整吸奶动作。

　　有些宝宝的舌头会调皮地跑到乳头上方，这时会发出啧啧的吸食声，妈妈要尽早纠正；有些宝宝的舌头会在乳头尖端，也要尽快纠正，不然不但宝宝无法吃饱，还会造成妈妈乳头酸痛，而乳房因为没有正确的吸吮刺激，也无法产生足够的奶水。

宝宝拒绝吃奶该怎么办

宝宝拒绝吃奶常常是由身体不适引起的。常见的原因及应对措施如下：

宝宝的胃就像开口大、容量浅的水池容易溢水一样，婴儿一旦受到刺激，如吃太多、哭闹、手脚乱动等外力，就会导致腹压增高，容易把胃内容物挤压出来，出现吐奶。这时候宝宝比较难受就会拒绝吃奶。这种情况每次吃奶后要及时给宝宝拍嗝，同时喂完奶后不要让宝宝过度嬉戏。

宝宝用嘴呼吸，吸奶时乍吸即止。这可能是由于宝宝鼻塞引起的，应为宝宝清除鼻内异物，并认真观察宝宝的情况。如有异常，尽快送往医院治疗。

宝宝吸奶时，突然啼哭，害怕吸奶。这可能是宝宝的口腔有创口，吸奶时因触碰而引起疼痛。爸爸妈妈如发现这种情况，最好带宝宝去医院诊疗。

宝宝精神不振，出现不同程度的厌吮现象。这可能是因为宝宝患有某种疾病，特别是消化道疾病等，应尽快到医院检查治疗。

● 不要让乳房总处于胀满的状态

新妈妈在母乳喂养的时候，一定不要让乳房总处于胀满的状态，一旦感觉奶胀，就要让宝宝吸吮或者用吸奶器吸出来，否则奶会慢慢胀回去的。

吸出来的母乳可以用消过毒的容器装起来冷冻，可以保存 4 个月，以备不时之需。吃的时候先解冻，然后隔水温热摇匀就可以了。

高效育婴技巧

巧妙对付一吃就拉的宝宝

人们都说，宝宝是直肠子，一吃就拉，这个月宝宝就会出现这种情况。刚给宝宝换上尿布，抱起来吃奶，没吃几口，就听到拉屎的声音。这时不要急于换尿布，否则会打断宝宝吃奶，导致吃奶不成顿，还容易加重溢奶，也相应地增加了护理的负担。这时，妈妈应该任其去拉，等到宝宝吃完奶再换。如果宝宝吃完奶后睡着了，也不要马上换；没睡着的话，可以拍嗝后再换。

需要注意的是，这样的宝宝容易发生尿布疹，可以在洗净臀部后，涂抹一些鞣酸软膏，以防止红屁股。

0~1岁新生儿婴儿养护

人工喂养注意事项

● 人工喂养的标准

宝宝在满月后，每次的吃奶量开始增加，可以从每次50毫升增加到80～120毫升。具体到每个宝宝，到底应该吃多少，不能完全照本宣科。

如果完全按照书本上的推荐量喂养，有的宝宝会吃不饱，有的宝宝会因吃得过多而引起积食。所以，最好根据宝宝的需要来决定喂奶量，妈妈完全可以通过细心观察，摸索出适合自己宝宝的喂奶量。

按需喂养可以使宝宝的需要能得到及时满足，会激发宝宝身体和心理上的快感，这种最基本的快乐就是宝宝最大的快乐。

● 根据情况逐渐过渡到按时喂养

慢慢地，随着奶量供需的平衡，宝宝的睡眠时间会逐渐延长，逐渐形成规律，这时候可逐渐过渡到按时喂养，一般白天每3～4小时喂一次，夜间可4～7小时喂一次，一天喂5～7次，每次喂奶15～20分钟即可，最多不超过30分钟。

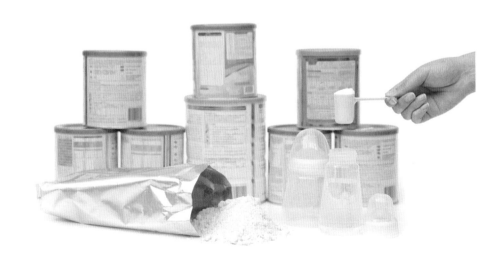

配方奶粉一般分宝宝配方奶粉、较大宝宝及幼儿配方奶粉、幼儿配方奶粉等，要仔细阅读说明书，严格按照说明来喂养

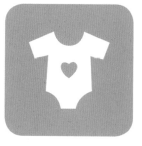

日常护理

宝宝从脱离母体发出哇哇啼哭的那一瞬间开始，便有了独立表达的欲望。虽然他还不会说话，无法直接表达自己的需要，可他的哭闹、摇头、挤眉弄眼等动作也是表达自己想法的一种方式，家长们一定要多加关注。也要学会如何给宝宝剪指甲，护理鼻腔，并坚持给宝宝做抚触。

婴语解读

健康性啼哭

表现 健康的哭声抑扬顿挫，不刺耳，声音响亮，节奏感强，没有眼泪流出。每日累计啼哭时间可达 2 小时，一般每天 4~5 次，均无伴随症状。不影响饮食、睡眠及玩耍，每次哭的时间较短

▶

妈妈，我很健康

对策 如果你轻轻地抚摸他，或朝他微笑，或者把他的两只小手放在腹部轻轻摇两下，宝宝就会停止啼哭

过饱性啼哭

表现 多发生在喂哺后，哭声尖锐，两腿屈曲乱蹬，向外溢奶或吐奶。若把宝宝腹部贴着妈妈胸部抱起来，哭声会加剧，甚至呕吐

▶

哎呀，肚子好撑

对策 过饱性啼哭不必哄，哭可加快消化，但要注意溢奶

饥饿性啼哭

表现 这样的哭声带有乞求，由小变大，很有节奏，不急不缓。当妈妈用手指触碰宝宝面颊时，宝宝会立即转过头来，并有吸吮动作，若把手拿开，不喂哺，宝宝会哭得更厉害

▶

妈妈，我饿了，要吃奶

对策 一旦喂奶，哭声就戛然而止。宝宝吃饱后不再哭，还会露出笑容

意向性啼哭

表现 啼哭时，宝宝头部左右不停地扭动，左顾右盼，带有颤音。妈妈来到宝宝跟前，哭声就会停止，宝宝盯着妈妈，很着急的样子，有哼哼的声音，小嘴唇翘起

▶

妈妈，抱抱我吧

对策 抱抱他，但是也不必一哭就抱起来，否则久而久之会养成依赖的习惯

尿湿性啼哭

表现 强度较轻，无泪，大多在睡醒或吃奶后啼哭。哭的同时，两脚乱蹬

▶

尿湿了，不舒服

对策 给宝宝换上干净的尿布，宝宝就不哭了

寒冷性啼哭

表现 哭声低沉，有节奏，哭时肢体稍动，小手发凉，嘴唇发紫

▶

衣被太薄，我好冷啊

对策 为宝宝加衣被，或把宝宝放到暖和的地方

燥热性啼哭

表现 大声啼哭，不安，四肢舞动，颈部多汗

▶

盖太多了，好热

对策 为宝宝减少衣被，移至凉爽的地方

便前啼哭

表现 宝宝感觉腹部不适，哭声低，两腿乱蹬

▶

我要拉便便了

对策 及时为宝宝把便便

疼痛性啼哭

表现 哭声比较尖利

▶

扎到我了，好痛啊

对策 及时检查宝宝的被褥、衣服中有无异物，皮肤有无蚊虫咬伤

害怕性啼哭 ▶	好孤独啊，我有点害怕
表现 哭声突然发作，刺耳，伴有间断性号叫	**对策** 害怕性啼哭多由于恐惧黑暗、独处、小动物、打针吃药或突如其来的声音等。这时可以细心体贴地照顾宝宝，消除宝宝的恐惧心理
困倦性啼哭 ▶	好困，但又睡不着
表现 啼哭呈阵发性，一声声不耐烦地号叫，这就是我们常称的"闹觉"	**对策** 宝宝闹觉常因室内人太多，声音嘈杂，空气污浊，过热。让宝宝在安静的房间躺下来，他很快就会停止啼哭，安然入睡
伤感性啼哭 ▶	我感到不舒服
表现 哭声持续不断，有眼泪，比如没有及时给宝宝洗澡、换衣服，被褥不平整或尿布不柔软时，宝宝就会伤感地啼哭	**对策** 常给宝宝洗澡，勤换衣被，保证宝宝处于舒适的环境中
吸吮性啼哭 ▶	吃着不舒服，好着急
表现 多发生在喂奶 3~5 分钟后，哭声突然，阵发	**对策** 往往是因为奶液过凉或过热，奶嘴孔太小而吸不出，或奶嘴孔太大致使奶液太冲而呛着等。检查原因，解决宝宝吃奶的障碍

高效育婴技巧

带宝宝享受日光浴

户外气温超过 10℃，天气晴朗宜人的时候，抱着宝宝到户外去享受日光浴吧。沐浴阳光可以帮助宝宝活化维生素 D，促进钙的吸收，而且能促进血液循环，保证皮肤健康。另外，户外能让宝宝呼吸到新鲜的空气，有助于宝宝适应新的环境。一般情况下，第一次到户外去的时间可以保持在 5 分钟左右，之后再逐步增加。在阳光明媚时，也可以把宝宝放在充满阳光的床上，让宝宝多晒太阳。每天在固定的时间，有规律地让宝宝享受日光浴，对身体是很有好处的。

给小宝宝剪指甲

宝宝的指甲长得特别快，指甲过长不仅容易藏污纳垢，也可能会因抓破皮肤而引起感染，因此，应选择合适的指甲剪，间隔1周左右替宝宝剪1次指甲是很有必要的。

给宝宝用的指甲剪应是钝头的、前部呈弧形的小剪刀或指甲剪。

帮宝宝剪指甲时，让宝宝背对着你坐在大腿上，剪指甲时一定要抓住宝宝的小手，避免宝宝因晃动手指而被剪刀弄伤。

母亲用一手的拇指和食指牢固地握住宝宝的手指，另一手持剪刀从甲缘的一端沿着指甲的自然弯曲轻轻地转动剪刀，将指甲剪下，切不可使剪刀紧贴到指甲尖处，以防剪到指甲下的嫩肉。

剪好后检查一下指甲缘处有无方角或尖刺，若有应修剪成圆弧形。

如果指甲下方有污垢，不可用锉刀尖或其他锐利的东西清洗，应在剪完指甲后用水洗干净，以防感染。

如果不慎误伤了宝宝手指，需尽快用消毒纱布或棉球压迫伤口，直到流血停止为止，再涂抹一些碘酒或消炎软膏。

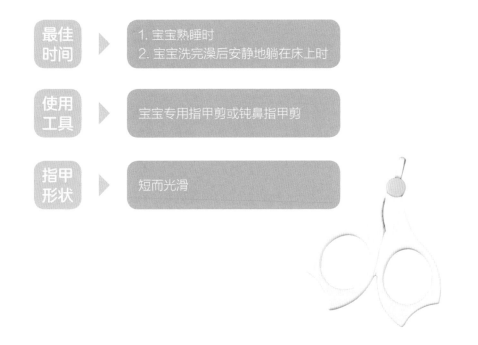

最佳时间	▶	1. 宝宝熟睡时 2. 宝宝洗完澡后安静地躺在床上时
使用工具	▶	宝宝专用指甲剪或钝鼻指甲剪
指甲形状	▶	短而光滑

宝宝的鼻腔护理

宝宝的鼻腔里经常会有分泌物，适度清理有利于清除其中的污物，但不要过于频繁，太过频繁反而会刺激鼻黏膜分泌更多分泌物。如果碰到鼻塞等情况，要用合理方法清除。

鼻塞就是人们常说的鼻子堵住了，主要是因为宝宝鼻黏膜肿胀或鼻内分泌物增多堵塞了鼻腔造成的。感冒和过敏是引起鼻黏膜肿胀或鼻内分泌物增多的主要原因。

1岁以内的宝宝不会用语言表达自己的感受，鼻塞时常表现为揉鼻子、睡觉时张嘴呼吸。特别是1~2个月的小宝宝，鼻塞时吃奶会造成呼吸不畅，所以，会突然松开乳头大哭，哭闹后失去食欲，不再想吃奶了，可又没吃饱，1~2小时后又拼命找奶吃。

● 宝宝鼻塞可以用以下方法处理

如果是分泌物导致的鼻塞，可用棉签蘸些油脂涂抹宝宝的鼻黏膜，能协助鼻内分泌物的排出，又可保护鼻黏膜免受刺激。如果分泌物很干，可以先滴少许生理盐水，待软化后再用蘸油脂的棉签清理。

如果是鼻黏膜肿胀引起的鼻塞，则不应使用棉签，以免加重鼻黏膜水肿。可根据肿胀程度进行处理，不严重的可用温湿毛巾敷鼻或通过雾化器等滋润鼻腔进行缓解，严重时则应送医治疗。

> Tips
>
> **棉棒的选择**
>
> 一定要购买婴儿专用棉棒，用来给宝宝清洗鼻孔、眼角等。婴儿专用棉棒也分很多种，最常用的是细轴棉棒，这种棉棒很细，可以用来清洁新生儿的肚脐、耳道与鼻腔。

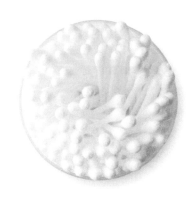

呵护宝宝的小屁屁

出生后，宝宝的小屁屁总是在重重包裹中，怎样才能保持健康舒适呢？

● 选用合适的纸尿裤或尿布

小宝宝的皮肤非常娇嫩，保护层还没有完全形成，皮肤抵抗力要比成人弱很多，如果长时间浸泡在尿液中，很容易患上皮肤病，如尿布疹。因此妈妈一定要为宝宝选择柔软、透气、吸水性好的优质纸尿裤或尿布，为宝宝的小屁屁营造一个健康的环境。如果能选择含有护肤成分的纸尿裤，则有助于更全面地保护宝宝的屁屁。

● 及时更换纸尿裤或尿布

宝宝新陈代谢旺盛出汗多，排尿多。所以即使选用超薄型纸尿裤，妈妈仍然不能掉以轻心，要经常关注宝宝的表现。在宝宝排泄之后，应及时更换纸尿裤或尿布，而且，尽量每次都清洁屁屁，特别是大便后要及时用温水清洗，并抹上护肤油滋润皮肤，减少摩擦。

Tips

穿纸尿裤少用爽身粉

再薄的纸尿裤也会使里面的温度升高，因此捂上纸尿裤的小屁屁会经常出汗，如果皮肤上擦了爽身粉，会因汗湿变成粉泥，加重皮肤污染，故穿纸尿裤的宝宝应少用爽身粉。

● 女宝宝的小屁屁更要精心呵护

1. 女宝宝一定要注意经常更换尿布或纸尿裤。

2. 大便后要及时清洗，避免大便污染外阴。

3. 外阴出现红肿和其他炎症症状时，应及时就医。

4. 除了日常的清洁外，女宝宝需要每日清洗外阴，不必使用特殊的清洁液，清水完全能达到清洗外因的目的。

注意事项

- 给宝宝清洗外阴的盆和毛巾一定要专用，及时清洁并曝晒杀菌。
- 要将毛巾和盆上的杂菌彻底杀灭。可以把毛巾放在盆里，然后倒入沸腾的水，再凉至 37℃ 左右再使用。

每天坚持给宝宝做抚触

皮肤是人体接受外界刺激的最大感觉器官，是神经系统的外在感受器。每天洗澡后要坚持给宝宝做抚触，能刺激宝宝的脑细胞和神经系统，促进脑发育。

宝宝抚触的顺序为从上到下、从前到后。需要注意的是，妈妈在给宝宝做抚触时，一定要和宝宝有眼神和语言的交流。

● 搓手臂

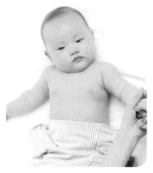 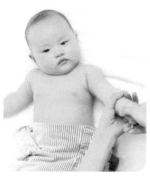 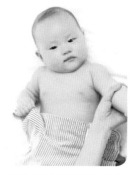

1 左手握住宝宝的小手，固定。右手拇指与其余四指握成环状，松松地套在宝宝的手臂上。

2 右手手掌从宝宝的腕关节开始圈绕、揉按至宝宝的肩关节。揉按时，以腕关节用力，力度要轻柔。

3 再从肩关节回到宝宝的腕关节。以上动作重复两个八拍。

● 扩胸运动

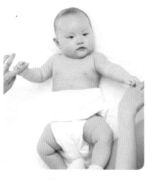 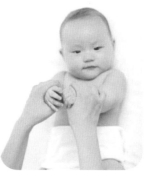 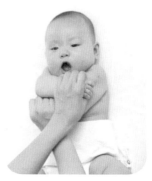

1 宝宝仰卧，双手握住宝宝的手腕部，大拇指放在宝宝的掌心。

2 将宝宝两手臂放在胸前交叉，让宝宝两手臂向外平展与身体呈90度角，掌心向上。

3 使两臂再次放在胸前交叉。以上动作重复两个八拍。

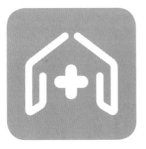

家庭诊所

1~2个月的宝宝处在人生最脆弱的阶段，身体不舒服又不会表达，这时需要父母了解和熟悉一些宝宝常见疾病，加以注意，以免耽误了宝宝的病情。这段时期湿疹、咳嗽、肠绞痛都是很常见的问题，父母应尤为重视。

宝宝湿疹怎么办

湿疹俗称奶癣，多发生于0~2岁的宝宝。湿疹大多发生在头面部、颈部和四肢褶皱处，会出现米粒样大小的红色丘疹或斑疹。有些为干燥型，即在小丘疹上有少量灰白色糠皮带脱屑；有些为脂溢型，即在小斑疹上渗出淡黄色脂性液体，而后结成痂皮，脂溢型以头顶及眉间、鼻旁、耳后多见，但痒感不太明显。

● 得了湿疹怎么喂

通常情况下，动物蛋白容易致敏，所以对于母乳喂养的宝宝，妈妈应尽量避免吃容易引起过敏的食物，要排查可能引起宝宝过敏的食物。同时，也要避免食用辣椒、姜、蒜等辛辣刺激性食物。

宝宝已经得了湿疹，妈妈可适当多吃些不饱和脂肪酸含量丰富的食物（如核桃、橄榄油等），它能通过乳汁到达宝宝体内，可防止毛细血管脆性和通透性增高，从而缓解湿疹的症状。

人工喂养的宝宝停用普通配方奶及所有含牛奶制品，换用深度水解配方奶或氨基酸配方奶。

● 注意宝宝皮肤的护理——保湿是关键

1.湿疹护理的关键是保湿。症状不重时，每天可涂 1~2 次婴儿润肤霜。一般推荐以矿物油（如凡士林）为主要成分的稠厚软膏，每天涂 3 次，让宝宝一天的皮肤都湿润的。

2.渐退的痂皮不可强行剥脱，应待其自然痊愈，或用棉签浸熟香油涂抹，待香油浸透痂皮，用棉签轻轻擦拭去除。

3.为了防止宝宝小手搔抓患处而继发感染，可用棉纱缝制的小手套套在手上，或者用软布包裹宝宝双手，但要特别注意，不能有任何线头在手套或软布的内面，以防因线头缠绕引起手指的缺血性坏死。

4.室内保持凉爽、湿润，特别是晚上。卧室用加湿器，不仅是在冬天空气干燥时，夏天如果用空调，也要用加湿器。

5.洗澡时，洗澡水避免过烫，洗澡时间以 5~10 分钟为宜。如果洗澡后病情恶化，应适当控制洗澡的次数，尽量使用不刺激皮肤的婴儿浴液，或直接用清水。

6.不要捂着孩子。不能给孩子穿得太多、盖得太厚，湿热会加重湿疹，引起孩子烦躁，哭闹不安。衣物应选棉质、透气、轻薄的。穿衣原则是：比大人少穿一件或与大人相当。

● 湿疹宝宝应科学用药

当宝宝湿疹比较轻、没有皮损时，可用炉甘石洗剂，它是一种粉剂与溶液的混合物，主要成分为滑石粉、氧化锌和水，有良好的清凉、收敛效果。

当宝宝皮肤出现了破溃，特别是渗液阶段，只能使用激素和抗生素药物，促使破损尽快恢复，否则会出现皮肤感染，导致湿疹持续不退。这两种药物要遵医嘱使用，不能随意自行调整用量。

患儿皮损部位每次在外涂药膏前先用生理盐水清洁，不可用热水或者碱性肥皂液清洗，以减少局部刺激。

宝宝咳嗽，如何才能少遭罪

咳嗽是宝宝非常常见的一种呼吸道疾病，通常是病毒感染引起的。治疗宝宝的咳嗽，最重要的是找到引起咳嗽的原因，然后对症治疗。

宝宝怎么会出现咳嗽

引起宝宝咳嗽的病因主要有以下几种：

常见病因	罕见病因	其他病因
普通感冒、流行性感冒、支气管炎、咽炎、百日咳、哮喘、过敏性鼻窦炎、肺结核等疾病引起的	引起宝宝咳嗽的病因十分罕见或者比较隐匿	呼吸道异物，比如吃东西时呛到了；一些有刺激性的气体，宝宝吸入后会引起咳嗽

如果宝宝只是偶尔咳嗽，而且无痰，可能是室内环境干燥所致，平常要保证宝宝充足的睡眠和水分，室内保持适宜的湿度，改善干燥环境。

宝宝的咳嗽有多种

1 通过宝宝咳嗽的声音，可以判断宝宝可能患有的疾病。比如，如果宝宝咳嗽声音类似犬吠，可能患有急性喉炎

2 宝宝咳嗽如果在夜里较为严重，白天较轻，则可能是由过敏引起的

3 如果宝宝呼吸带有丝丝的鸣音，可能是哮喘。不过，支气管炎、肺炎等疾病也可能有这种症状，需要到医院进一步确诊

需要说明的是，很多家长担心宝宝咳嗽会导致肺炎，其实恰恰相反，是肺炎、感冒引起的咳嗽，咳嗽只是疾病表现出的一种症状。

咳嗽也是宝宝的一种防御能力

咳嗽是几乎每个宝宝都会出现的症状，时间有长有短，程度有轻有重。其实，咳嗽是身体一种重要的防御机制，是咽喉、气管、支气管黏膜对刺激的一种反应。大多数情况下，咳嗽是缓解病痛的自我保护，能清除咽部和呼吸道分泌物中的有害物质和异物。但如果咳嗽的时间过长、频繁、剧烈，常提示存在潜在疾病，应积极处理。

宝宝咳嗽，排痰比止咳更重要

有的宝宝咳嗽时，喉咙里有许多痰液，但由于呼吸系统发育不够完善，不能像成人那样将痰液顺利咳出，通常会直接吞咽下去，只能通过大便或呕吐排出体外。如此一来，大量病菌便堆积在呼吸道内，容易导致感染，因此，家长应学会有效地帮助宝宝排痰。

拍背法

让宝宝侧卧，轻拍其背部

饮水法

少量多次，给宝宝饮用足够量的水

出现咳嗽后，什么时候需要看医生

6个月以下的宝宝，抵抗力较弱，一旦出现持续性咳嗽，应立即看医生。大一点的宝宝出现咳嗽时，家长可观察一段时间。通常感冒引起的咳嗽，一段时间后其程度会变轻，但如果宝宝呼吸频率加快、呼吸困难、呕吐以及发热等，则应立即就医。

从睡眠中了解宝宝的健康状况

身体健康的宝宝在睡眠时比较安静，呼吸均匀，有时小脸蛋上还会出现一些有趣的表情。若宝宝在睡眠中出现一些异常现象，往往是一些疾病的外在表现，因此，父母应学会在宝宝睡觉时观察他的健康状况。

1 有些宝宝在刚入睡或即将醒时会满头大汗。虽然宝宝夜间出汗是正常的，但如果大汗淋漓，并伴有其他不适，就要注意观察，必要时要及时去医院诊治。

2 如果宝宝夜间睡觉前烦躁，入睡后面颊发红，呼吸急促，脉搏加快（正常脉搏是 110 次／分钟），便预示宝宝可能要发热了。

3 若宝宝睡觉时哭闹，时常摇头、抓耳，有时还发热，可能是患了中耳炎。

4 如果宝宝睡觉时四肢抖动，可能是白天过度疲劳所引起的。若是睡觉时听到较大响声而抖动则是正常反应；相反，若听到响动时毫无反应，而且平日宝宝爱睡觉，则要当心是耳聋。

5 若熟睡，尤其是仰卧时，宝宝鼾声较大，张嘴呼吸，而且出现面容呆滞、鼻梁宽平，则可能是扁桃体肥大影响呼吸所引起的，应及时检查治疗。

6 如果宝宝睡着后手指或脚趾抽动且肿胀，要仔细检查一下，看是否被头发或其他物品缠住了。

总之，父母应当在宝宝睡觉时多观察其是否有异常变化，以免延误病情。

高效育婴技巧

家庭巧护理

有的宝宝夜啼是因为白天的活动和睡觉安排不合理造成的。这个时期的宝宝白天户外活动的时间应控制在 0.5~2 小时。此外，要合理安排宝宝白天睡觉的时间，并将下午睡觉的时间相应提前，傍晚 6 点以后就尽量不要让他睡觉了，到夜晚再睡。此外注意以下两个方面：

1. 让宝宝养成良好的作息规律，白天不要让宝宝睡眠过多，晚上则要避免宝宝临睡前过度兴奋。

2. 宝宝的卧室要保持安静，温度、湿度适宜。

Part 2　1~2 个月的宝宝

宝宝肠绞痛

● 什么是肠绞痛

婴儿肠绞痛又称为肠胀气，它并不是一种疾病。一般来说，如果3个月以内的健康宝宝，每天哭闹至少3小时，每周至少哭闹3天，就被视为肠绞痛。

小宝宝发生肠绞痛的可能性比较大，大约20%的宝宝都会发生，无论是男孩还是女孩，是母乳喂养还是配方奶喂养，是足月儿还是早产儿都会发生。如果确诊为婴儿肠绞痛，大多是不需要治疗也会慢慢好转的。肠绞痛一般从2~4周开始出现，60%的宝宝到4个月左右就会好转，80%~90%的宝宝到6个月左右都会好转。

● 如何分辨肠绞痛

很难安抚
喂奶不是每次都能让宝宝平静下来，即使安抚起了效果，但是哭闹马上又会重新开始

持续时间久
宝宝的哭闹持续时间较长，甚至持续1小时以上，尤其在半夜，这种哭闹会让你觉得时间很难熬

伴随蹬腿
在哭闹的同时，还会伴随不停地蹬腿、打挺

定时定点
宝宝每天几乎在同一时间段哭闹，好像上了闹钟一样

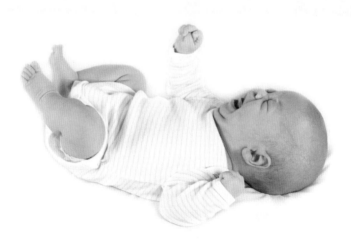

9 个方法缓解肠绞痛

喂奶

最容易让宝宝恢复平静，吸吮乳头让他拥有安全感。但要避免过频的哺喂，以免消化不良加重肠绞痛。

使用安抚奶嘴

美国儿科学会建议，6 个月内的宝宝使用安抚奶嘴，对缓解肠绞痛有帮助。

换姿势

抱着轻晃宝宝或让宝宝用趴着的姿势玩耍，也能起到一定的镇静效果。趴姿对缓解肠绞痛很有效。

轻揉腹部

妈妈在手上涂一层婴儿润肤霜或婴儿油，以顺时针方向轻轻揉宝宝的小肚子，帮助消化和排气。

飞机抱

一只手从宝宝两腿中间穿过，手掌轻轻扶住宝宝肋骨以下的胃部；另一只手穿过宝宝外侧的腋下，同时搭起外侧的手臂，以减少宝宝颈部支撑的压力，手掌护住腰部和臀部，轻轻拍打安抚。

温毛巾热敷肚子

通过热敷肚子促进宝宝肠部蠕动，缓解胀气带来的不适。但注意毛巾温度，不要烫伤宝宝。

"骑自行车"练习

让宝宝平躺在床上，抬起宝宝的腿，在空中模仿骑自行车的动作，通过让宝宝的大腿一蜷一伸，给肠道做"体操"。

使用襁褓

用小被子将宝宝轻轻包裹起来，让宝宝感觉安全，身体上的不适就会慢慢减轻，宝宝也会慢慢安静下来。

用西甲硅油

如果以上方法都不见效时，建议去医院看医生，一般医生会开西甲硅油来治疗。西甲硅油是一种常见的排气药物。虽然西甲硅油被认为是安全的，但不建议经常使用，除非肠绞痛比较严重。

预防宝宝感冒

宝宝的身体还没有发育好，抵抗力差，很容易受到病菌等感染致病，特别是感冒，因此在平时生活中就要多加注意，预防宝宝感冒。

● 避免到人多的地方去

大型超市、游乐场等地人员密集、空气差，呼吸道病菌容易经空气传播，肠道病菌容易经口传播。

● 勤开窗、注意家中空气流通

保持室内通风对预防宝宝感冒尤其重要。可以选择在空气条件好的日子里每隔 2 小时就开一会儿窗户，让室内空气流通。

● 接触宝宝前要洗手

家人在亲近宝宝前，最好自己先洗洗手、洗洗脸，避免把外面的病菌传播给宝宝。

● 家中被子、衣物勤换洗

宝宝的被子、衣物都很贴身，要经常换洗，洗完后最好在日光下曝晒，不要阴干。

● 家里有生病的人员，注意和宝宝分开

家人生病时尽量不要接触宝宝，实在要接触，一定要戴上口罩。

● 天气好，多晒晒太阳

天气好的时候要带宝宝多晒晒太阳，不仅能促进钙的吸收，还能强身健体。晒太阳的时候要循序渐进，从每次 10 分钟逐渐到每次 1 小时。最好选择早上 9~10 点或 16~17 点。

● 注意根据气候变化增减衣物

通常 3 个月内的宝宝需要比大人多穿一件衣服，等宝宝自主活动越来越多时，可以比大人少穿一件，因为宝宝新陈代谢更旺盛。如天气没有突变则不要给宝宝轻易增减衣服。

儿科医生有话说

宝宝生病慎用抗生素

宝宝生病时，能不用抗生素尽量不要用抗生素，能不输液尽量不要输液。使用抗生素要遵医嘱，不要自行加减用药或看孩子好得差不多就自行停药，这对减少抗生素耐药性，增强宝宝体质都是不利的。

有偏头现象怎么办

　　宝宝的骨质很松，受到外力时容易变形。如果长时间朝同一个方向睡，其头部重量势必会对接触床面的那部分头骨产生持久的压力，致使那部分头骨逐渐下陷，最后导致头形不正，影响美观。另外，宝宝睡觉时习惯于偏向妈妈，在喂奶时也会把头转向母亲一侧。为了不影响宝宝颅骨发育，妈妈应该经常和宝宝调换睡眠位置。

　　避免出现偏头的方法比较简单，即在出生后的头几个月，让宝宝经常改变睡眠方向和姿势。具体做法就是，每隔几天，让宝宝由左侧卧改为右侧卧，然后再改为仰卧位。如果发现宝宝头部左侧扁平，应尽量使其睡眠时脸部朝向右侧，反之亦然，就可以纠正了。

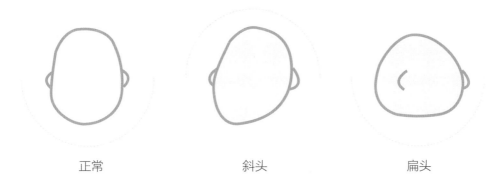

| 正常 | 斜头 | 扁头 |

儿科医生有话说

多关注宝宝的睡姿

　　刚出生的宝宝颅骨尚未完全骨化，有一定的可塑性。即使在 3 个月以内头部睡偏了，也是可以帮助宝宝及时矫正的。过了 3 个月，宝宝自己能够翻身，就不会再随意由父母改变睡姿，矫正偏头会有一定难度。

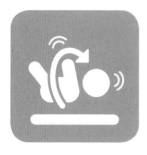

感统训练

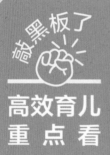

出生后1~2个月，是宝宝成长发育最迅速的时期，也是动作成长发育的最快阶段，第2个月的宝宝偶尔会发出"a"、"o"、"e"等字母音，有时还会发出咕咕声，表现出对人脸的积极兴趣，对别人的微笑和谈话有所反应。父母要继续对宝宝进行早期教育和认知能力训练，只是方法和内容要注意变化。

早期教育与认知能力训练

宝宝的能力特点：宝宝2个月时，俯卧位下巴离开床的角度可达到45度，但不能持久。此时家长一定要在旁边看护，避免宝宝窒息。宝宝醒着的时候，手脚会频繁地动，尽管不灵活，但这一阶段是宝宝动作发育的活跃阶段。

训练要点：此时可以重点进行手部和头部训练。大脑中有许多细胞专门处理手部的感觉和运动信息，所以帮助宝宝提高对手部使用的熟练度对于开发智力非常重要。如妈妈平时可以借助给宝宝洗澡，或给宝宝喂奶的时候按摩和运动宝宝的手指。

另外，头部训练也是做好全方位运动训练的先导。用玩具逗宝宝转头，或者用色彩鲜艳和带声响的玩具吸引宝宝抬头，都可以培养宝宝的头部运动能力。

注意事项：不要强迫孩子，如果孩子不配合，可过段时间再试或变换其他训练形式。

亲子游戏

● 身体游戏：踢彩球

游戏目的

活动宝宝的双腿，锻炼宝宝的下肢肌肉，逐步扩大到全身运动。

游戏准备

几个彩色塑料球或彩色气球，用细线吊在宝宝小脚上方5~10厘米处，保证宝宝看得见，伸腿能碰得到。

游戏方法

❶ 让宝宝仰卧，妈妈用手碰触彩球，让它们动起来，并配合声音吸引宝宝的注意力，宝宝会兴奋地努力蹬腿，屈伸膝盖，双腿上举或随球而动。

❷ 如果宝宝只是看着，没有伸腿去踢，妈妈可以拉着宝宝的小脚碰触彩球，碰到时可以用惊喜的声音鼓励宝宝，慢慢地宝宝就会自己试着伸腿去踢。

● 视觉能力游戏：眼睛追随小风车

游戏目的

给予宝宝不同的颜色刺激，让宝宝向不同方向追视，提高宝宝的空间视觉能力。

游戏准备

彩色的小风车（可以买现成的，也可以用彩色的硬纸板自己做）。

游戏方法

❶ 让宝宝躺在床上。爸爸或妈妈拿着风车在宝宝眼前转动，当宝宝注意到风车时，缓缓将风车移向宝宝的左侧或右侧来回移动，但角度不要太偏，以免宝宝看不到。

❷ 让宝宝的眼睛跟着风车走，然后将风车在宝宝眼前绕动，引导宝宝追视。如果宝宝刚开始不追视，不要心急，可附加声音或动作引起宝宝的注意。

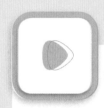

梁大夫直播间

网络热点难题解答 🔍

宝宝吃奶的时间不但不延长反而缩短了，是奶量减少了，还是生病了？

梁大夫答

新生儿的吸吮力弱，胃容量小，睡眠多，妈妈的奶量少，吃奶的间隔也短。随着宝宝月龄的增加，吸吮力增强，吸吮速度明显增快，所以，吃奶时间会缩短，间隔时间会延长，这不是奶量少了。如果奶少，不够吃，宝宝会用哭闹来表现。如果宝宝生病了，吸吮力会减弱，也会出现一些不正常的表现，妈妈要留意。

我家宝宝斜颈了怎么办？

梁大夫答

是否有斜颈。如果宝宝颈部较短的一侧没有摸到形似橄榄球的小包块，只要纠正宝宝的睡眠姿势，尽可能保持宝宝头部处于中位就可以了。如果宝宝颈部出现小包块，就要在医生的指导下，在家给宝宝进行颈部按摩和伸张练习。

如果宝宝出生2~3个月后，颈部肌肉张力和长度仍然不一致，那么就要用物理疗法辅助治疗。如果斜颈情况较严重，还需通过手术等矫治。

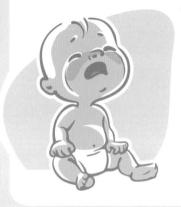

宝宝爱用手抓脸，是不是哪里不舒服？

　　快 2 个月的宝宝会用手抓脸，是很正常的现象。宝宝小脑尚未发育完善，还不能灵活控制四肢，所以小手才会乱动乱抓。妈妈应经常给宝宝剪指甲，剪完再轻轻磨一下，让指甲变圆钝。最好在宝宝睡觉的时候用婴儿专用指甲刀剪，注意别剪到宝宝娇嫩的肌肤。

我家宝宝的头发长得很快，显得乱蓬蓬的，应怎样理发？

　　1~2 个月的宝宝，头发一般长得慢，有的宝宝头发好像被磨掉似的，显得光秃秃的。但有的宝宝头发长得很快，显得乱蓬蓬的，就需要将过长的部分剪掉了。最好买一套儿童理发用具，在家帮宝宝理发。

睡得很香的宝宝，用叫醒喂奶吗？

　　这个月宝宝吃奶间隔时间可能会延长，可从 3 小时 1 次，延长到 4 小时 1 次。到了晚上，可能延长到六七小时 1 次，妈妈可以睡长觉了。这时不要因担心宝宝饿坏而叫醒睡得很香的宝宝。睡觉时，宝宝对能量的需要量减少，上一顿吃进去的奶量足可以维持宝宝所需的能量。

水对宝宝很重要

在提到给宝宝增加营养时，不少妈妈会想到矿物质、脂肪、碳水化合物等，但是最常见、最普通的营养素——水，却往往被忽略。

水的作用	宝宝缺水的表现
• 构成全身组织 • 帮助消化、吸收食物 • 帮助人体内各系统吸收和运输营养素 • 帮助排泄废弃、有害物质 • 降低体温，补充液体，顺利排泄有害物质，缩短病程，加速康复	• 宝宝会不自觉用舌头去舔嘴唇，看到奶后有开心的表情 • 排尿次数减少明显比平时少又或者很长时间都没有尿尿，尿液变黄，尿味重 • 食欲下降，因为长期不喝水，身体缺水的话，会影响食欲 • 宝宝使劲哭，却始终没有什么眼泪

宝宝的需水量

水是人类机体赖以维持最基本生命活动的物质，人体每日摄入的水量应与排出体外的水量保持大致相等。

宝宝生长发育比较旺盛，水的需求量相对比成人要高得多。一般来说，宝宝每天消耗的水分占体重的 10%～15%，而成人仅为 2%～4%。宝宝每日所需要的水量与年龄、体重、摄取的能量及尿的比重均有关系。

人体内的组织和某些食物在代谢氧化的过程中也会产生水，就是通常所说的"内生水"。比如每克碳水化合物产水 0.6 克，每克蛋白质产水 0.4 克，每克脂肪产水 1.1 克。所以说，如果一个 8 千克重的宝宝每日摄入蛋白质 24 克、脂肪 25 克、碳水化合物 120 克，那么人体内将产水约 110 克，即 110 毫升。如果按每千克体重供水 150 毫升计算，该宝宝每天蓄水 1200 毫升，除了内生水 110 毫升，还应该为宝宝提供 1100 毫升饮用水（包括奶中的水）。一般情况下，6 个月前母乳喂养的宝宝不用额外喂水，哺乳的妈妈只需把水和汤喝足。

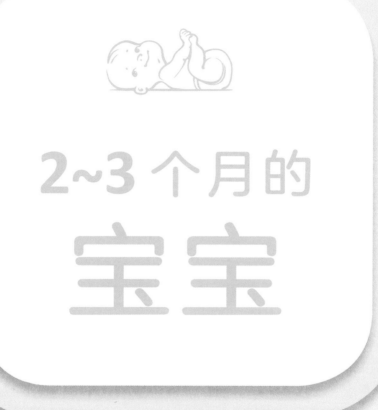

Part 3

2~3个月的 宝宝

这个月的宝宝发育非常迅速，宝宝对周围的环境产生了兴趣，醒着的时间也比较长了，特别喜欢亲近自己的人。宝宝开始注意自己身体以外的环境，能倾听周围环境中的声音。这个月是宝宝脑细胞生长发育的第二个高峰期，这时不但要有足够的母乳喂养，也要给予合理的视、听、触觉神经系统的刺激和训练。

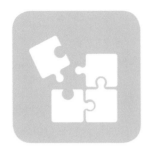

身心发展

身高体重

3 个月	男宝宝	女宝宝
身长	55.3~69.0 厘米	54.2~67.5 厘米
体重	4.69~9.37 千克	4.40~8.71 千克
头围	36.7~44.6 厘米	36.0~43.4 厘米
新本领	能抬头了，会吸吮自己的拳头和拇指，能看清物体较细小的部分，会伸手抓玩具，身体变直，腿能伸展开	

　　2~3个月的宝宝随着体重的增长，皮下脂肪也开始增多，逐渐变成了胖嘟嘟的可爱模样，已经完全脱离了新生儿的特点，进入婴儿期。这个时期宝宝的眼睛变得有神，能够有目的地看东西了。皮肤细腻，有光泽，弹性更好了，脸部皮肤变得干净，乳痂慢慢消退。

好爸爸微课堂

尝试让宝宝抓东西

　　宝宝的小手更有力气了，开始喜欢抓东西。爸爸可将准备的玩具悬挂在宝宝头的上方，鼓励宝宝自己伸手去抓玩，要注意挂玩具的距离让宝宝容易抓到。这能帮助发展宝宝的手眼协调性，并锻炼上肢。

综合能力

● 能够独立挺起脖子

能够挺起自己的脖子，是这阶段宝宝具有里程碑意义的发育特点。发育快的宝宝，在出生后 3 个月左右就能挺起脖子。把宝宝竖着抱起时，头部不朝两侧歪斜或后仰，就说明宝宝已经能够完全支撑起脖子了。不过出于安全考虑，抱宝宝的时候，最好还是用手托着宝宝的脖子。这时头部可以左右自由活动，视野得以扩展。

● 视觉能力有了质的飞跃

宝宝开始按照物体的不同距离来调节视焦距，爸爸妈妈可以利用这个时期好好锻炼宝宝的视觉功能。当宝宝醒着的时候，可以通过变化物体的距离锻炼宝宝调节视焦距的能力。

● 能够区分不同的语音

这个时期，宝宝对声音的频率很敏感，已经能够区分语言和非语言，还能区分不同的语音。爸爸妈妈不要在宝宝面前吵架。这种吵架的语气宝宝能够辨别出来，会表现出厌烦的情绪，对宝宝的情感发育是不利的。多给宝宝听优美的音乐，和宝宝谈话时要用不同的语气、语速，可以提高宝宝的听力水平。

● 能够发出简单的语音

2 个月的宝宝开始有了比较自觉的行动，如果用严厉怒斥的语气和宝宝说话，宝宝会哭；用和蔼亲切的语气和宝宝说话时，宝宝会笑，四肢还会愉快地舞动，露出欢乐的神情，有时还会发出尖叫声和"啊""哦""噢"等声音。要给宝宝创造舒适的环境，让宝宝保持良好的情绪，给宝宝创造机会练习发音，并通过对听、看、闻、摸等与语音互相关联的能力进行全方位训练，提高宝宝的发音能力。

学会回避不好的气味

早在胎宝宝7~8个月时，嗅觉器官就已经相当成熟了，新生儿时期，宝宝就能够通过嗅觉寻找妈妈的乳头。这个月的宝宝嗅到有特殊刺激性气味时，会有轻微的回避反应，如转头。

天生喜欢甜味食物

味觉是新生宝宝时期最发达的感觉。小宝宝比成年人的味觉更敏感，而且对甜味表现出天生的积极态度，而对咸、苦、辣、酸的态度是消极的、不喜欢的。如果拿奶瓶给宝宝喂药，再拿奶瓶给宝宝喂水或喂奶，宝宝就会拒绝奶瓶，因为他记住了奶瓶里的东西是苦的。这时如果你把奶瓶里装上糖水滴到宝宝嘴里时，宝宝尝到了甜味，才会重新吸吮奶瓶。

会形成昼夜节律

由于消化器官的发育，宝宝喝奶和睡觉的间隔会变得比较有规律，而且能独自调节生理节奏。另外，宝宝晚上睡觉的时间延长，白天睡觉的时间缩短，因此妈妈可以减少晚上授乳的次数。

高效育婴技巧

喜欢抱着睡，是宝宝的错吗

有的宝宝需要抱着才能睡好，只要放到床上，就睡不安稳，很容易醒来，如果抱着睡，能睡好几个小时。这是很多新手父母会遇到的问题，在某种程度上说，这是父母的问题而不是宝宝的问题。良好的睡眠习惯是需要父母帮助宝宝建立起来的。

宝宝都喜欢妈妈温暖的怀抱，如果宝宝哭得很厉害，需要父母的关心，又或者遇到自己不能解决的问题，需要父母的帮助，若父母能够积极回应，就会让宝宝得到安慰，增加对人的信任。但也不能一味迁就宝宝，要允许宝宝有自己的空间，不要动不动就去干扰宝宝。如果宝宝在睡觉中伸个懒腰、打个哈欠、皱个眉头……妈妈就立即上去抱或者拍，这就会干预宝宝，使宝宝形成对父母的依赖。又或者父母整日抱着宝宝睡觉，宝宝自然不会拒绝妈妈抱着他睡，慢慢地就会养成抱睡的习惯。

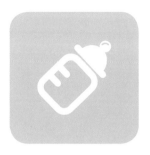

科学喂养

由于这个阶段的宝宝机体非常脆弱，消化系统还没有完善，但生长发育却特别快，因此这个阶段的营养非常重要。对宝宝进行科学喂养，将有助于宝宝成功地过渡到进食成人食物的阶段。人工喂养和混合喂养宝宝的父母要注意分清孩子饥饱，按需喂养，母乳喂养宝宝的父母要注意母乳中的致敏成分。

母乳充足，不必添加其他食品

第3个月，宝宝仍应母乳喂养，如果母乳充足，不必添加配方奶和其他食品。由于宝宝的胃容量增加，每次的喂奶量会增多，喂奶的间隔时间也会相对延长，由原来的 2~3 小时延长到 3.5~4 小时，但全天总的喂奶量不能超过 1000 毫升。

● 对没有兴趣吃奶的宝宝要缩短喂奶时间

有的宝宝吃得很少，给奶就漫不经心地吃一会儿，不给奶吃，也不哭闹，没有吃奶的愿望。对这样的宝宝，妈妈要缩短喂奶的时间，一旦宝宝把乳头吐出来，把头转过去，就不要再给宝宝吃了，过 2~3 小时再喂哺宝宝。这样就能保证宝宝每天摄入的总奶量，满足宝宝每天的营养需要。

人工喂养该注意些什么

● 人工喂养的宝宝这个月食欲会比较好

第 3 个月，人工喂养的宝宝食欲会比较好，每次的吃奶量从原来的 120～150 毫升增加到 150～180 毫升，有的甚至达到 200 毫升。对食欲好的宝宝，妈妈不能无限制地增加奶量，每天吃 6 次的宝宝每次喂 160 毫升左右，每天吃 5 次的宝宝每次喂 180 毫升左右即可。

● 多数宝宝知道饥饱

此时的宝宝，每天所需的能量是每千克体重 90 千卡。在实际操作中，妈妈会发现，计算宝宝的食量是没有必要的，因为大部分宝宝都知道饥饱，按照他们的需求正常喂养即可。

● 调好的奶液的存放时间

炎热的季节，配方奶应按照喂哺的时间随调随喂。而在冬季，如果需要带宝宝外出，可以提前一小时左右调配，放入保温器内保温，需要时取出喂哺。放置了 2 小时以上的奶或宝宝吃剩下的奶应丢弃，以免变质而对宝宝的健康造成不利影响。

● 给宝宝喂配方奶的姿势

宝宝最好斜坐在妈妈的怀中，妈妈扶好奶瓶慢慢喂哺，从开始到结束都要使奶液充满奶嘴和瓶颈，以免宝宝吸进空气。在喂奶后，可以将宝宝抱起来，轻拍背部让宝宝打嗝，以避免溢奶。

Tips

分清宝宝是想玩耍还是想吃奶

这个月的宝宝醒来的时间更长了，想要人陪着玩，如果妈妈不懂得宝宝的意愿，有的宝宝就会哭。所以当宝宝哭闹的时候，妈妈不要简单认为他饿了而给宝宝喂奶，或者担心自己的奶量不足而随意添加配方奶，以防人为造成混合喂养。

混合喂养的要点

● 添加配方奶的依据

母乳是否充足，最好根据宝宝的体重增长情况来分析。如果宝宝一周体重增长低于100克，就很有可能是母乳不足，可以尝试添加配方奶。一般来说，开始可在下午四五点钟加1次配方奶，加的量应根据宝宝的需要来确定。

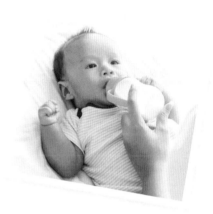

先给宝宝喂150毫升配方奶，如果宝宝喝完还意犹未尽，下次就准备180毫升；若吃不了就再稍微减少一点，但不要超过180毫升。如果一次喂得过多，就会影响下次母乳喂哺，还容易导致宝宝消化不良。如果宝宝半夜不再哭闹，体重每天增加10克以上或每周增加100克以上，就可以一直这样1天加1次。如果宝宝仍饿得哭，夜里醒的次数增加，就可以一天加2次或3次，但不要过量。

● 慎重选择配方奶粉

无论哪种牌子的配方奶粉，只要宝宝食用后体重增加的速度和大便都很正常，就是适合宝宝的。不宜频繁更换宝宝食用的配方奶的牌子，否则容易引起宝宝消化系统紊乱。在为宝宝选购婴幼儿配方奶粉时，一定要选择高质量、适合宝宝年龄和身体状况的奶粉。

高效育婴技巧

掌握奶液温度

将奶瓶中调好的奶液滴几滴在自己的手腕内侧皮肤较薄的部位，如感到不凉不烫，温度适中，就刚好适合宝宝。有的父母用自己吸几口奶的方法来感觉奶液的温度，这样其实很不卫生，因为大人口腔中的细菌很容易留在奶嘴上，而宝宝的抵抗力比较弱，容易引起疾病。而且，大人口腔对温度的感觉与宝宝的感觉相差很大，有的时候，大人觉得奶液不烫，而对宝宝来说，却是烫的。

Part 3 2~3个月的宝宝

注意乳汁中的易致敏成分

或许新妈妈自己也想不到，连母乳中也会出现让宝宝不适的致敏成分吧？无论你是否有这个烦恼，都应该掌握一定的方法，学会找出自己乳汁中的致敏成分。常见的可疑食物有：

乳制品

谷类和坚果

辛辣食物

乳制品中潜在的过敏蛋白会进入母乳，造成宝宝肠痉挛。

这类食物里，最容易引起过敏的是小麦和花生。

在吃了辛辣或味重的食物之后，妈妈的乳汁会有一股不同于正常乳汁的味道，某些宝宝吃母乳后会产生胃部不适，以至于拒绝吃奶；还有的宝贝可能出现肠痉挛。

● 一个个地排除可疑食物

妈妈可以从牛奶开始，一个接一个地在自己的食谱中去掉可疑的食物，如果有必要，也可一次排除全部可疑食物，这样坚持 10 ~ 14 天，因为从妈妈体内完全排除某种食物成分需要 10 ~ 14 天，妈妈要耐心等待。

在排除可疑食物的期间，妈妈应密切观察宝宝的症状是否减轻或消除。如果没有改善，可以试着去掉另外一些可疑食物，直至宝宝症状消除。

● 验证可疑食物排除的结果

如果宝宝的不良症状减轻或消除，可以再吃一次这些可疑食物来验证。如果宝宝在 24 小时内又出现了这些症状，至少 3 个月内妈妈都不要再吃这些食物了，等宝宝长大一些后，妈妈可以再试着吃一点。

即使妈妈已经认定了某种食物是过敏的罪魁祸首，但其实大多数宝宝也只是暂时对它过敏而已，不妨多试几次，以免宝宝错过了这个食物的营养。

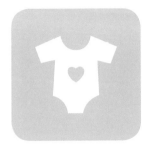

日常护理

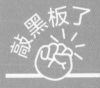
现在，宝宝每天有更多时间是醒着的，可以更多地观察外部世界，并且努力学习一些新动作，练习新花样了。这个时期宝宝可以枕枕头了，也能听出熟人的声音，对照顾的人会笑。职场妈妈可以开始准备回到工作岗位上了，但对宝宝的需求也不要忽略。

宝宝的耳朵护理

对宝宝耳朵的护理一定要注意方法，不然会伤害到宝宝的耳朵。

宝宝有耳垢，家长不用过于担心，正常情况下，耳垢可借咀嚼、吸吮、张口等下颌运动以薄片形式自行排出，不用特意给宝宝掏耳朵。只有耳垢凝聚成团，阻塞了外耳道，才需要清理。这时用柔软的棉签轻轻擦拭宝宝的外耳道，把耳垢擦出来即可，切忌用掏耳勺、发卡等伸进宝宝的耳朵里掏。如果宝宝耳朵发炎，耳垢会过度分泌，要及时到医院就诊。

如果异物进入耳朵，可以采用下面的方法处理：

1 如果进入耳内的是比较圆滑的东西，且接近外耳道的入口，在宝宝配合的情况下，家长可以用镊子、挖耳勺等将异物取出。如果是尖锐的东西，则需要到医院就诊。

2 若宝宝耳朵进了蟑螂等生物，家长切忌用手去拽、抠。因为蟑螂等生物若受到外界的刺激，会拼命往里爬，可能会加重造成耳道损伤。

3 如果钻入耳朵的是蛾蠓、蜱虫等，可以先在耳朵内滴上几滴植物油，或者滴点婴儿油、酒精填满耳道，虫子就会窒息而死，然后把耳朵朝下，让虫子连同液体一起流出。随后需到医院就诊，进行必要的清理。另外，家长还可用光照射耳朵，因为虫子具有向光性，可利用光线将虫子诱出。

儿科医生有话说

宝宝耳朵进水怎么办

宝宝的耳道很小，洗澡时若不慎进水，应用棉花棒轻轻拭干。将宝宝的头转向一侧，对耳郭进行清洁，清洁到耳孔为止，不宜深入，以免把耳垢推向深处引起耳道堵塞。

宝宝理想的小枕头

细心的妈妈会发现，这个月宝宝的形体悄悄地发生了变化：颈部开始向前弯曲，后枕部和肩背、臀部不在一条直线上了。这个生理弯曲的形成告诉妈妈，该给宝宝准备一个小枕头了。

枕头会在宝宝平躺的时候把宝宝的头部垫高，保持头、颈、胸在同一水平线上，而且最好使鼻尖、下巴处于最高点，让呼吸保持通畅。

为宝宝准备小枕头应注意以下几点：

1 枕头以高3厘米、宽15厘米、长30厘米为宜，而且要能随着宝宝的生长及时调整枕头的高度。

2 枕头中央可以有根据头形设计的凹陷，以符合宝宝头后部较突出的特点。

3 宝宝的新陈代谢非常旺盛，小脑袋总是出汗，睡觉时甚至会浸湿枕头，造成汗液和皮屑混合。这容易使一些病原微生物及螨虫、尘埃等过敏源附着在枕头上，不仅散发出不好闻的气味，还容易诱发支气管哮喘、皮肤感染等疾病。因此，宝宝的枕套要选用柔软吸汗的棉布，并经常拆洗和晾晒。

4 枕芯要软硬适中，不容易变形，里面可以填充无污染的荞麦皮或泡过晒干的茶叶等。

爱笑的宝宝大多比较聪明

一般来说，宝宝2个月以后，就经常会有意识地笑了，只要醒着，一看到熟悉的面孔或新奇的玩具，他就会高兴地笑起来，又抡胳膊又蹬腿，这被称为"天真快乐效应"。当宝宝吃饱睡足，精神状态良好时，尽管没有外界任何刺激，也会发出笑声，这被称为"无人自笑"。

● 笑可以开发智力

"天真快乐效应"是宝宝与他人交往的第一步，在精神发育方面是一次飞跃，对大脑发育是一种良性刺激。"无人自笑"是宝宝在生理需要满足后的一种心理反应。这两种笑都有益于大脑的发育。

● 笑能强身健体

笑是一种类似于踏步的锻炼身体的好方法。笑的时候，面部表情肌运动，胸部与腹部肌群参与共振，它既能活动肌肉、骨骼与关节，又能对多种内脏器官起到"按摩"与"锻炼"的作用，被运动医学专家誉为"器官体操"。

因此，妈妈要多关注宝宝，在让宝宝吃饱睡足的同时，多用快乐的表情、温和的语言以及有趣的玩具等激发宝宝产生快乐效应，促使宝宝早笑、多笑。

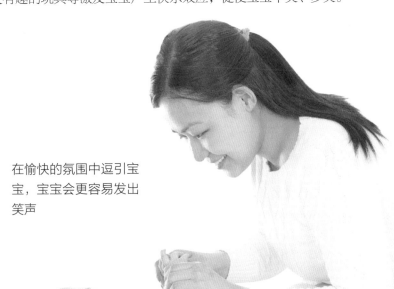

在愉快的氛围中逗引宝宝，宝宝会更容易发出笑声

夜奶，是坐起来喂还是躺着喂

● 新生宝宝夜间不宜躺喂

让宝宝和自己面对面侧躺着吃奶可以让妈妈感觉更轻松，但是这种方式不适合新生宝宝和新妈妈。新妈妈由于身体虚弱疲惫，非常容易打瞌睡，而此时的宝宝没有移动自己身体的能力，也没有提醒妈妈的手段，如果妈妈睡着了，柔软的乳房会堵住宝宝的口鼻，很容易发生窒息，导致悲剧。

所以，在新生儿期，妈妈最好坐起来喂奶，避免这种危险的发生。躺着喂宝宝最好等到 3 个月以后，此时宝宝能自己转头，感到不适的时候也能拍打妈妈或发出喊声提醒妈妈，危险可以及时解除。

剖宫产新妈妈在手术后头几天因为身体原因不得不采取躺喂或半躺喂的哺乳姿势，一定要强迫自己意识清醒，以免发生意外。

● 保持坐姿喂夜奶

建议妈妈像白天一样坐起来喂夜奶。喂奶时，光线不要太暗，要能够清晰地看到宝宝皮肤颜色，以便及时发现宝宝吐奶或其他不适表现。

母爱是宝宝最珍贵的"营养"

我们喜欢把新生儿的第一声啼哭看作是他来到这个世界的激情宣言，其实很多时候，宝宝是在用这样的方式来宣泄自己的不适。宝宝一出生就彻底告别了安静、温暖、舒适的子宫，突然来到一个完全陌生的世界，迎接他的是检查清洁、测量身高体重、留手印、脚印……很少有人会注意到宝宝的需求。其实，宝宝最想要的是妈妈温暖的怀抱，想再次听到妈妈那熟悉的心跳声。这时，母亲即使经历了长时间的分娩痛苦，消耗了所有的体力，也应该尽力尽早地满足宝宝最基本的需要，哪怕只是一个简单的抚摸，也会让宝宝很满足。

对于出生 1 个月的宝宝来说，除了吃奶的需要，再也没有比母爱更珍贵、更重要的精神营养了。母爱是无与伦比的"营养素"，这不仅是因为宝宝来到这个大千世界感觉到了许多东西，更重要的是他在心理上已经懂得母爱，并能用宝宝的语言（哭声）与微笑来传递他的内心世界。

作为妈妈，即使家庭条件再好，工作再忙，也不应该在宝宝很小的时候就找来保姆或让自己的长辈来照料宝宝，把宝宝的吃喝拉撒睡全都扔给他们。要知道，母爱在宝宝的成长中起着不可替代的作用。其实，职场妈妈调整好自己的心态，把工作时间和家庭时间进行合理安排：周末休息时尽量带宝宝出去玩玩，上上亲子班、逛逛公园；平时下班能陪宝宝玩一会儿就玩一会儿，尽量在宝宝面前保持好心情，就会让宝宝感受到妈妈温暖的爱。

宝宝最喜欢的是母亲的声音和笑脸，当母亲轻轻地呼唤宝宝的名字时，他就会转过脸来看母亲，好像一见如故，这是因为宝宝在宫内时就听惯了母亲的声音，尤其是把他抱在怀中，抚摸并轻声呼唤着逗引他时，他就会很理解似的对你微笑。

宝宝越早学会"逗笑"，就越聪明。这一动作，是宝宝的视觉、听觉、触觉与运动系统建立了神经网络联系的综合过程，也是条件反射建立的标志。

妈妈在身边，宝宝才会感到安全

这个时期宝宝正在形成对环境的安全感，妈妈最好全天陪伴宝宝，及时满足宝宝的需求。

如果妈妈需要外出，最好在宝宝睡着后，并安排好其他人代为照管，外出时间最好不要超过2小时。

超时离开，容易引起宝宝的警觉，继而引发焦虑和恐惧感，对环境产生不安全感，这种体验可能会使宝宝日后产生消极情绪。因此，控制外出时间，减少宝宝的不良体验，将有助于宝宝保持愉快的心情，形成乐观的个性。

此外，妈妈要对宝宝发出的各种信号敏感，及时满足宝宝的要求，让宝宝得到舒适、安全、温暖的照料。如果妈妈不能及时对宝宝的要求做出回应，会让宝宝误认为妈妈不喜欢自己，容易使宝宝缺乏安全感，性格也有可能会变得腼腆。

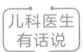

儿科医生有话说

宝宝需要安全感

宝宝安全感的形成期会一直持续很长时间，甚至更长时间，因此在不同阶段，妈妈要根据各方面的情况做出及时调整。当请其他人长期照料宝宝时，照料宝宝的人也应像妈妈一样陪伴宝宝。

妈妈外出回来后，应该首先跟宝宝打招呼，宝宝看见妈妈，就会很高兴、安静。

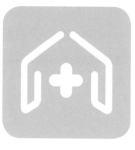

家庭诊所

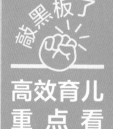

在宝宝的整个成长过程中，这个月是一个相对太平的月份，宝宝一般不会遭受过多的疾病困扰。这个月，妈妈们可以不用那么紧张，松口气，尽情享受亲子的快乐吧。当然，在享受快乐的同时，仍旧有一些小问题（如枕秃）需要父母关注。

如何在家中了解宝宝的健康状况

称体重

方法：在晨起空腹，排尿后或于进食2小时后进行，除去包裹宝宝的衣被的重量。1岁前最好选用盘秤，准确读数至10克。

意义：定期测体重能监测营养状况，及时发现宝宝是否存在营养过剩或营养不良。

量身高

方法：0~3岁宝宝要仰卧桌面上，将一本书固定在宝宝头部紧贴头顶与桌面垂直，并用笔做直线标志。另一人轻轻按住宝宝的双腿膝部，使双下肢伸直，用书抵住宝宝脚板并与桌面垂直，用笔标记，测量两线之间的长度，即为宝宝身长。

意义：了解宝宝骨骼生长发育情况，需结合体重了解宝宝的营养状况，

0~1岁新生儿婴儿养护

如果宝宝身高低于或高于正常值较多时，应引起家长注意，请医生检查有无骨骼发育及内分泌功能异常。

测头围

方法： 用软尺通过眉弓上缘和枕部最高的部位绕后头一周。

意义： 头围大小与脑的发育密切相关，出生后前半年头围增加8~10厘米，后半年增加2~4厘米，第2年增加2厘米。新生儿头围为33.5~41厘米，平均约为34厘米。6个月约为44厘米，1岁时约为46厘米，2岁时约为48厘米。2岁前测量头围非常有价值，大脑发育不全常呈小头畸形。头围过大，应怀疑脑积水或佝偻病。

量体温

观察宝宝体温，是了解宝宝健康状况的一个重要手段。现在为宝宝测体温时，多使用耳温枪。

耳温枪使用起来很方便，先套上干净无破损的耳套，然后打开电源，将头侧向一方，使得耳朵向上，轻轻把耳朵往后拉，使得耳道变直，然后将探头插入耳道并密合，确保能测量到耳膜的准确温度，按下开始的按钮，听到"哔"一声就可以了。

宝宝正常体温在36~37℃，超过37℃为发热，37~38℃为低热，38~39℃中热，39℃以上是高热。对于发热的宝宝，应每2~4小时测量一次体温，在服退热药后或物理降温30分钟后，应再测体温，观察宝宝的温度变化。还应注意，宝宝在哭闹后，或刚喝过热水后，或活动后，或洗澡后不能马上测体温，应休息20分钟后再测体温。

观大便

宝宝的健康状况怎么样，也可以通过宝宝的便便观察和预测。

吃不同的食物，会排不同的大便。一般来讲，吃母乳的宝宝的大便呈鸡蛋黄色，有轻微酸味，每天排便3~8次，比吃配方奶的宝宝排便次数要多。

吃配方奶的宝宝的大便与吃母乳的宝宝的大便相比，水分少，呈黏土状，且多为深黄色或绿色，每天排便2~4次，偶尔便中会混有白色粒状物，这是奶粉没有被完全吸收而形成的，不必担心。

混合喂养的宝宝，因母乳和奶粉的比例不同，大便的稀稠、颜色和气味也有所不同。母乳吃得多的宝宝，大便接近黄色且较稀；而奶粉吃得多的宝宝，大便中会混有粒状物，每天排便4~5次。

懂得了这些，你就要注意观察宝宝粪便的异常，随时调理和治疗。

宝宝枕秃是缺钙吗

有的宝宝头部接触枕头的部位头发少或没有头发，这就是人们常说的"枕秃"，医学上称之为"环形脱发"。不少家长认为枕秃就是缺钙，其实不尽然，造成枕秃的原因很多，要分别处理。

枕秃是缺钙的一种表现，缺钙会出现枕秃，但并不能说出现枕秃的宝宝就是缺钙。宝宝因汗多而头痒，躺着时喜欢磨头止痒，时间久了后脑勺处的头发被磨光了，也会形成枕秃圈。宝宝在夏季或家长为其着装过多，都容易出汗，引起皮肤发痒；还有些头面部湿疹，也会引起皮肤发痒。这些都会使宝宝在枕头上磨头，出现枕秃。妈妈也不必过于担心，等宝宝过了 3 个月，能自由翻身，枕秃现象会慢慢好转。

此外，出生不久的宝宝因为有生理性脱发阶段，宝宝出汗较多，胎毛生长期短，在 6 个月以前可能会出现枕秃。但家长也不能掉以轻心，如果纯母乳喂养而没有补充维生素 D 制剂，同时伴有夜惊、哭闹、多汗等，应去医院检查，有可能是佝偻病的早期表现。

高效育婴技巧

宝宝在生病早期精神状态变化的提示

精神差，感觉宝宝总在迷迷糊糊地睡。

醒来时，宝宝没有了往日的神气劲。

醒着时，两眼无神，表情呆滞。

对外界的反应差而慢。

吃奶没劲，吃奶量比平时少。

比平时爱哭，又难哄，显得烦躁不安。

小哭不闹，比平时安静得多。

每个宝宝都有自己的一些日常表现，即使妈妈没有把握学会观察上面的提示，只要感到宝宝与平时的表现不一样了，就要提高警惕，宝宝可能生病了。

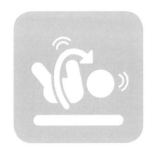

感统训练

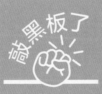

大运动发展：抬头

锻炼宝宝的颈、背部肌肉，使宝宝能早点将头抬起来，扩大宝宝的视野。

一般宝宝在出生后10天就可以进行俯卧抬头训练了，但时间不能过长，最好在两次喂奶之间进行，每天让宝宝俯卧一会儿，并用玩具逗引宝宝抬头。

在喂奶后，首先竖抱起宝宝，使其头靠在妈妈的肩上，并轻轻地拍几下背部，防止宝宝溢奶。然后，不扶着宝宝的头部（但手要放距宝宝头部不超过2厘米的地方加以保护），让其自然立直片刻，如此每天4~5次，以促进宝宝颈部肌力的发展。

宝宝空腹时，将宝宝放在仰卧在床上的妈妈的胸腹前，使其自然地俯在上面，妈妈用双手对宝宝的背部进行按摩，并逗引他抬头，有时宝宝会将头抬起来。

早期教育与认知能力训练

● 运动训练

宝宝的能力特点： 宝宝出现了真正的抓握动作，并出现手眼协调和眼头协调的现象，在俯卧时抬头较稳定，能持久注视物体。

训练要点： 本阶段需要锻炼宝宝的上下肢肌肉，增强宝宝的体质与运动能力，可以用带响声的彩色玩具套在宝宝的手脚上，吸引宝宝运动手脚。另外要注意头部运动能力的训练，抬头训练的时间可根据宝宝的坚持情况进行，逐渐延长，每天练习3~4次，每次时间不宜超过2分钟。

● 精细动作能力训练

宝宝的能力特点： 这时宝宝的手常呈张开状，可以握住放在手中的长棒数秒。

训练要点： 训练宝宝双手的活动能力，主要从触摸抓握开始。这个训练最好在宝宝情绪愉快时进行，妈妈可以经常将带柄的玩具或者自己的食指塞在宝宝的手掌中，让宝宝抓握触摸，以训练宝宝小手的抓握触摸能力。

● 语言能力训练

宝宝的能力特点： 这时的宝宝除了哭之外，还能自由地发出几个音节，如"啦""妈"等。见到亲人或被逗笑时，会发出短暂而纯真的笑声。此外，看见令他高兴的物体时，会出现呼吸加深、全身用劲等动作。

训练要点： 训练宝宝的语言能力，主要通过各种方式逗引宝宝发笑，并伴有四肢活动。经常抱着宝宝说话、唱歌，可以刺激宝宝的语言能力。

● 情绪培养与社交能力训练

宝宝的能力特点： 妈妈站在宝宝面前，宝宝看到妈妈，在无人逗引的情况下会开心地笑起来。宝宝3个月的时候，有人走近他就会笑脸相迎，和他逗笑或轻触前胸、肚皮，宝宝会咯咯地笑出声来。

训练要点： 满足宝宝逐渐形成的各种生理需求和认知要求。这时家长要培养宝宝对语音的感知：宝宝清醒的时候，让他看看周围环境，并告诉他注意到的东西的名称及行为。

亲子游戏

● 运动游戏：跟布娃娃打招呼

游戏目的

激发宝宝用语言与人交流的热情，为宝宝说话奠定基础。

游戏准备

能发音的智能玩具，如小布娃娃。

游戏方法

❶ 让宝宝仰卧在妈妈的怀里，妈妈用一只手拿着小布娃娃在宝宝眼前轻轻晃动，然后跟宝宝说："宝宝好，布娃娃在跟你打招呼呢，宝宝好！"

❷ 重复几次后将布娃娃靠近宝宝的脸庞，摁一下布娃娃，让布娃娃自己跟宝宝打招呼："你好！""宝宝好！"并拉着宝宝的两只小手触摸布娃娃，和布娃娃亲近。

● 情绪与社交能力游戏：腿上舞蹈

游戏目的

增进亲子之间的感情，让宝宝心情愉悦。

游戏准备

无。

游戏方法

❶ 妈妈仰卧，屈膝，把宝宝的头放在膝盖处，让他的身子放在你的腿上，他的脚自然放下。

❷ 一边给宝宝唱歌，一边带着宝宝轻轻晃动。

Tips

多跟宝宝打招呼

在日常生活中父母要经常跟宝宝进行"对牛弹琴"式的打招呼，向宝宝说一些简单的字眼。宝宝开心的时候会"回应"妈妈，发出"ao""a"等声音，妈妈要热情地鼓励宝宝，给宝宝一个吻或摸摸宝宝的小脸蛋。

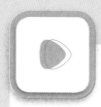

梁大夫直播间

网络热点难题解答 | 🔍

如何给宝宝喂药?

梁大夫答

药物说明书上的每日用药 3 次,是指间隔 8 小时吃一次,家长可以选择 8 点、16 点、24 点各口服一次。喂药时不要采取撬嘴、捏紧鼻孔等方法强行灌药,这样更容易造成宝宝的恐惧,而且宝宝挣扎后很容易呛着。1 岁以内的宝宝使用小滴管喂药最适宜。宝宝吃药时,要选择半坐位姿态,轻轻把住四肢,固定住头部,防止喂药时呛着宝宝或误吸入气管。

夏季,宝宝如何避免"空调病"?

梁大夫答

缩小室内外温差。一般情况下,在气温较高时,可将温差调到 6~7℃;气温不太高时,可将温差调至 3~5℃。

注意通风。每 4~6 小时关闭空调,打开门窗,让空气流通 10~20 分钟。

添加衣物。在空调房里,适当增加衣物或用毛巾被盖住腹部和膝关节这两个最容易受凉的地方。

定时活动。长期在空调房中,最好定时活动身体。

怎样给宝宝清理眼屎?

梁大夫答

宝宝这个阶段眼睛容易长眼屎,而且许多宝宝由于生理原因,会倒长睫毛,眼睛受刺激眼屎会更多。在洗完澡后或眼屎多时,可用脱脂棉蘸点水,由内眼角往眼梢方向轻轻擦,但注意别划着巩膜、眼球。

宝宝注射疫苗后什么情况下需要就医？

梁大夫答

发热、注射部位红肿、哭闹、烦躁、不爱吃奶等症状是常见的正常反应，家长不必过于担心。但是，如果出现局部血管神经性水肿、高热不退、晕厥、过敏性皮疹、过敏性紫癜、过敏性休克等异常反应，必须及时就诊。另外，如果宝宝出现皮疹、呕吐、腹泻等典型过敏症状，要及时就医，并且不能再接种该类疫苗。

出现睡眠问题，怎么办？

梁大夫答

最好让宝宝自然入睡，养成宝宝的睡眠习惯，避免出现睡眠问题。即使出现一些睡眠问题，如哪一天睡得少了，哪一天晚上不好好睡了，睡醒后哭闹了等，都是正常的。父母过度担心、着急、焦虑，反而会使宝宝产生不良反应，增加对父母的依赖。对于宝宝偶然出现的睡眠问题，可以采取冷处理，让宝宝自行调节。

宝宝脸上起皮，怎么办？

梁大夫答

如果是脸上、手上、脚上都起皮的话，在刚出生的2个月内属于正常现象，不用担心。宝宝皮肤最上层表皮的角化层，由于发育不完善，容易脱落。另外，宝宝连接表皮和真皮的基底膜不够发达，细嫩松软，使表皮和真皮连接不够紧密，表皮脱落的机会就多，家长不必太过担心。

安抚奶嘴到底用不用

安抚奶嘴有哪些好处

- 哄娃神器，宝宝大哭时，一塞秒停；宝宝想睡时，一塞秒睡
- 满足吸吮需求，防止过度喂养
- 防止宝宝吃手
- 戒安抚奶嘴比戒吃手指容易
- 锻炼宝宝的吸吮能力
- 预防新生儿睡眠猝死

安抚奶嘴的弊端

- 容易产生依赖，不好戒断
- 可能造成乳头混淆，影响宝宝吃母乳
- 可能会影响牙齿发育和排列

● 多大的宝宝能用安抚奶嘴

6 个月以内的宝宝更需要安抚奶嘴的帮助。当宝宝肠胀气、饥饿、疲惫、烦躁或是试图适应那些对他来说新鲜又陌生的环境时，需要特别的安慰和照顾。如果爸爸妈妈已经尝试了喂奶、轻轻晃动、轻拍背部、温柔地抱抱、听美妙的音乐或歌声等，还不能使宝宝平静下来，这时就可以考虑使用安抚奶嘴了。

● 最好从 6 个月开始戒

从宝宝 6 个月开始，就要有意识地减少安抚奶嘴的使用频率。这时候的宝宝开始学习坐、爬等技能，这些不断增长的技能和控制能力让他们觉得很满足。于是，安抚奶嘴就不那么重要了。很多宝宝即使平时不再用安抚奶嘴了，但睡觉时仍然要用。如果出现这种情况，要适当延长安抚奶嘴的使用时间，但最晚不要超过 2 岁。

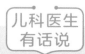

儿科医生有话说

安抚奶嘴要挑宝宝喜欢的

宝宝对安抚奶嘴的大小和形状很挑剔，开始时可以多给宝宝试用几个不同形状、不同大小的安抚奶嘴，观察宝宝的反应，直到选到满意的为止。如果宝宝过于依赖吸吮手指，妈妈可将乳汁涂在安抚奶嘴上，使宝宝喜欢安抚奶嘴，慢慢戒除吸吮手指。

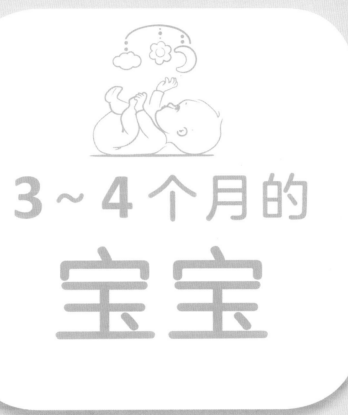

Part4

3~4个月的 宝宝

到了这个月，细心的家长会发现宝宝的体重和身长生长不如以前快了，很喜欢玩，喜欢让人抱，会把头转来转去地找人，如没人在身边会不高兴，又哭又闹。这时宝宝的语言能力已经有了很大的提高，大人逗引时会非常高兴。也更喜欢户外运动，喜欢看周围的环境，并表现出浓厚的兴趣。

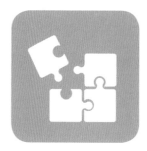

身心发展

身高体重

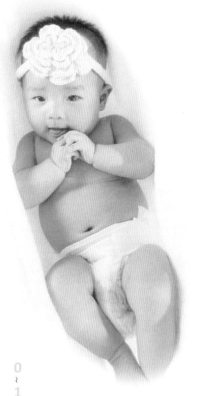

4个月	男宝宝	女宝宝
身长	57.9~71.7 厘米	56.7~70.0 厘米
体重	5.25~10.39 千克	4.93~9.66 千克
头围	38.0~45.9 厘米	37.2~44.6 厘米
新本领	大人扶住坐着时能挺起头部；能用双臂撑起头部和胸部；会转头了，还能寻找声音来源；能看清 7 米内的景物；能伸手抓住玩具，并且是在对距离做出判断后才伸手去抓	

　　这时宝宝的体重可达到出生时的两倍，胸围和头部一样粗，身长也比出生时长了 10 厘米以上。这以后，体重和身长的增长速度开始减慢。但每个宝宝都不一样，没必要跟别的宝宝做比较。只要活泼有力，就说明宝宝很健康，不用过于担心。

综合能力

● 会把身体侧过来

宝宝出生3个月后，竖立抱宝宝时，他的腰已经能够挺起来了。把两手放在宝宝的腋下，让宝宝两脚站立在你的腿上，宝宝会一蹿一蹿地跳跃。这时宝宝能控制颈部的力量，在俯卧的状态

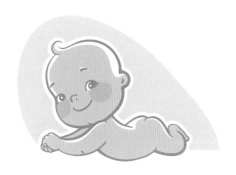

下，可以用手脚支撑起身体，而且能抬起头部。在仰卧的状态下，有的宝宝能够翻身变成侧卧，甚至变成俯卧的姿势。如果宝宝还不能翻身的话，可以轻轻托住宝宝的肩膀和臀部转过身去，引导其做出翻身的姿势。

● 喜欢吸吮手指和一切抓到的东西

宝宝吸吮手指的次数更加频繁，这是自然行为，只要保证手部的清洁，就不用刻意制止。除了自己的手指，宝宝对任何其他能抓到的小东西也都有兴趣，不管抓住什么都往嘴里送。因此，宝宝会流好多口水，需要给宝宝准备围兜。一般情况下，要准备2~3个柔软、吸水性强的毛巾围兜，还要准备几个柔软的手帕，随时给宝宝擦拭口水。

● 有了分辨颜色的视觉能力

宝宝的视觉发育明显，这个时期宝宝对颜色的反应跟成人差不多，但比较偏爱红色，其次是黄色、绿色、橙色和蓝色。这时，宝宝的视力已经相当不错了，也具备了较强的远近焦距的调节能力，可以看到远处比较鲜艳或移动的物体。变化快的影像会使宝宝感兴趣，例如电视里的画面。

> **好爸爸微课堂**
>
> **触摸不同的物品**
>
> 此时的宝宝喜欢探索，喜欢触摸不同材质的物品。爸爸可以多准备一些不同材质的安全物品，让宝宝尽情触摸和感觉，丰富宝宝的知识，提高认知能力。
>
> 可以准备的物品有软布、羊毛皮、毛线、羽毛、纸张、树叶等。但是，宝宝可能会把东西塞到嘴巴里面去探索，所以，准备的物品一定要干净、卫生、安全。

● 形成记忆的能力

宝宝出生 3 个月后，随着头部运动自控能力的加强，视觉注意力得到更大的发展，能够有目的地看某些物体。宝宝最喜欢看妈妈，也喜欢看玩具和食物，尤其喜欢奶瓶。对看到的东西记忆比较清晰了，开始认识爸爸妈妈和周围亲人的脸，能够识别爸爸妈妈表情的好坏。

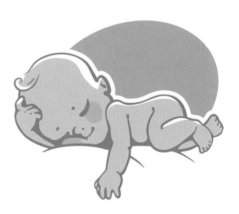

如果眼前的玩具不见了就会寻找；如果玩具被突然抢走，宝宝就会哭闹。

● 出现了对物体整体的知觉能力

3~4 个月的宝宝已经出现了对形状的知觉，4 个月时，对物体已经有了整体的知觉。当你把宝宝放到床沿时，宝宝会屏住呼吸，露出惊恐的神情，说明他已经能够感知物体的高度了。丰富的环境刺激对宝宝的认知活动具有极其重要的作用。

高效育婴技巧

宝宝情绪越好，发音越积极

宝宝的语言按照感知、分辨、发音的规律发展着。3~4 个月的宝宝已经能够分辨出是爸爸在说话还是妈妈在说话了。3 个月以前，是宝宝的简单发音阶段，3 个月以后，宝宝慢慢会发出"a""o""e"的元音了。宝宝情绪越好，发音越积极。爸爸妈妈要在宝宝情绪高涨时多和宝宝交谈，让宝宝有更多的机会练习发音。让宝宝多到户外，听小鸟叫、听流水响，听风吹动树叶，并不断告诉宝宝这些声音都是什么。多给宝宝做元音发音的口型，让宝宝模仿说话。

心理特点

这个时期是宝宝脑神经发展的关键月份，这个月份的宝宝有几个一定要会的动作——挺颈、眼睛追物。他高兴时会大声笑，常常自言自语、咿呀不停，喜欢听音乐、儿歌、叫他的名字，主动够取眼前的玩具，看到妈妈会表现得更兴奋，对周围各种物品都感兴趣。

● 小手其实会比小嘴先"说话"

宝宝往往先认识自己的手，许多时候，宝宝会盯着自己的手看个不停。这个时期很喜欢在自己胸前玩弄和观看双手，对自己的双手产生了浓厚的兴趣，喜欢将两手握在一起，抓到东西喜欢放在嘴里，喜欢抓东西，抓起来后又喜欢放下或扔掉，喜欢将东西抓在手中敲打。

● 对声音有自己的喜好了

宝宝最喜欢听的是人发出的声音，尤其是妈妈的声音。此时的宝宝能倾听音乐，并且会有情绪反馈，如"催眠曲"表现出愉快的情绪，对激烈的声音会表现出不快。这时爸爸妈妈要想办法吸引宝宝去寻找前后左右不同方位的东西，以及不同距离的发声源，来促进宝宝方位知觉能力的发展。

● 语言能力有所发展

宝宝在语言能力上有了一定的发展，逗引时他会非常高兴，并露出甜甜的微笑，嘴里还会不断发出咿咿呀呀的声音，好像在跟妈妈对话。有时，宝宝会以低音调的声音改变口腔气流，发出哼哼声和咆哮声。因此，爸爸妈妈一定要抓住宝宝的这一特点，开发宝宝潜在的语言能力。

● 有了自己的个性

这个时期宝宝有了自己的个性和脾气，有能力吸引人们关心他，并要求人们关心他，还会对着镜子微笑。他已经不再是过去任由大人处置、躺在被子里的婴儿了，会表达自己的需要了。此时，爸爸妈妈应给予宝宝关心和照顾，给宝宝足够的注意力。

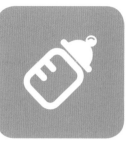

科学喂养

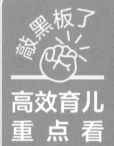

很多妈妈这个时期可能开始上班了，有条件的妈妈最好还是要坚持母乳喂养。母乳是宝宝最好的食品，这是因为母乳中含有宝宝出生后 6 个月内生长发育所需的全部营养物质。有些宝宝可能在这个阶段出现厌奶现象，也需要灵活处理。这时很多妈妈会开始关心给宝宝补营养的问题，原则上维生素 D 是需要补的，如果宝宝维生素 A 也缺乏，则可服用维生素 AD 制剂。

上班族妈妈的喂养经

很多妈妈在宝宝 4 个月就开始正常上班了。妈妈在上班前一两周就要为此做准备工作了。可以根据上班后的作息时间，调整、安排宝宝的喂哺时间，让宝宝有个适应的过程。上班后妈妈最好能将母乳挤出来储存着，在喂哺的时间拿出来给宝宝食用。

● 母乳挤出后的储存要点

1. 在储存挤出来的母乳时，要用干净的容器，如消毒过的塑料杯、奶瓶、储奶袋等。

2. 储存母乳时，最好用 90 ~ 150 毫升的小瓶容器，以免宝宝吃不完浪费。

3. 盛装母乳的容器应留点空隙，容器不要装得太满或把盖子盖得太紧，以防冷冻结冰而胀破。需要注意的是，如果母乳需长期存放，最好不使用塑料袋。

4. 可按照每次给宝宝喂奶的量，将母乳分成若干小份来存放，每一小份的母乳上贴上标签并记上日期，这样能方便家人或保姆给宝宝合理喂食，也不会造成浪费。

给宝宝喂挤出的母乳的要点

 解冻方法

- 加热解冻：放在奶瓶中隔水加热，水温不要超过 60℃。
- 冷藏室解冻：可以放在冷藏室逐渐解冻，大概需要12个小时，然后用温水隔水加热。解冻后的奶不能再放回冷冻室冰冻了。不要用微波炉加热母乳。因为微波炉加热不均匀，可能会烫着宝宝。

 饮用要点

- 解冻后的奶水，只在喂食的过程时可以放在室温中，如果没有用完，可以放回冷藏室，在4小时内还可以饮用，但是不能再放回冷冻室保存了。

维生素 AD 制剂、维生素 D 如何选择

宝宝在这个阶段是补维生素 AD 制剂还是单纯维生素 D 呢？其实这个情况家长要根据宝宝的发育需要来决定。

正常情况下，对这个阶段的宝宝来说只需要补充单一的维生素 D 就可以。如经过检查宝宝同时还缺乏维生素 A 的时候，则可以给宝宝服用维生素 AD 制剂。

维生素 AD 制剂是一种混合型的制剂，其中维生素 A、维生素 D 的比例差基本在 3:1 左右，维生素 A 的含量要高一些，选这种制剂主要是为了帮助宝宝预防和治疗维生素 A 以及维生素 D 的缺乏症。

单纯维生素 D 会以活性形式进入宝宝的小肠黏膜上皮细胞，促进宝宝钙的吸收，对宝宝的牙齿、骨骼矿化有促进作用。

平时宝宝如果饮食正常，维生素 A 是没有必要额外补充的，但维生素 D 则不同，维生素 D 在食物中的含量是较少，即使宝宝每天晒太阳，所合成的维生素 D 也很难满足宝宝的身体需求，而它又是促进钙吸收的必要物质，因此为了避免宝宝身体缺钙，还是要每天给宝宝补充足量维生素 D。

让宝宝轻松度过厌奶期

宝宝厌奶有很多原因，可能是消化不好，也可能是喂奶方式太单一，还可能是出牙不适，而且随着宝宝活动范围的扩大，他的好奇心也与日俱增，开始对身边的每件事物都感到新奇，而这也会分散他吃东西的注意力，此时很容易出现厌奶，很多妈妈都不知道该怎么办。别担心，只要宝宝不是因为生病厌食，用对方法就能让宝宝轻轻松松地度过厌奶期。

● 轻松度过厌奶期的方法

不能用强迫手段

很多家长都担心宝宝厌奶会影响身体发育，于是采用强迫的方式，这种做法反而会让宝宝对吃产生恐惧。其实只要宝宝身高、体重等平稳增长，这个时期家长应该思考，如何帮助宝宝接受辅食，而不是强迫他喝奶。

改变喂食方式

当宝宝出现厌奶的征兆时，爸妈可以改善喂食方式，采取较为随性的方式。以少食多餐为原则，宝宝什么时候想吃就什么时候喂。这时可以通过游戏消耗宝宝的体力，当宝宝饿的时候进食的状况也会得到改善。

营造安静的用餐环境

进食的环境尽量柔和、安静，因为此阶段的宝宝开始对外界感到好奇，用餐时若有人在旁逗弄他，或出现很多能吸引他注意力的玩具、声音，宝宝就会觉得这些事情比吃饭更有趣，自然不想吃了。

奶嘴孔大小要适当

人工喂养的宝宝喝奶少，可能是因为奶嘴孔太小，宝宝吸吮太费力气，因此喝的量才减少。在喂奶之前先将奶瓶倒过来，检查一下奶液是否能顺利流出，通常最佳速度是1秒一滴，滴不出来或滴得太快都要进行调整。

日常护理

这个阶段的宝宝到了百天，很多家长都会办"百日宴"来庆贺，在高兴之余，还有很多要注意的点，尤其要注意防感染。宝宝也开始表现出对某一件东西特别喜爱，这时父母就要帮宝宝找到他的安慰物。

爸爸很受宝宝欢迎

爸爸要积极参与到照顾宝宝的活动中，这对宝宝的成长是非常有益的。

研究表明，宝宝在2个月大的时候，就能分清过来抱他的是男性还是女性。如果是爸爸来了，他会全身紧张，心跳和呼吸加快，准备好和爸爸"疯一场"，这种外在刺激对宝宝的大脑发育很有益处。

爸爸在细节照顾上的"粗心"和对宝宝面临困难的"忽视"，正好给了宝宝充分活动、自由发展的机会，使宝宝可以得到更多的锻炼，有利于培养宝宝自立和勇敢的性格。

另外，爸爸在宝宝面临挑战和难题时，更倾向于鼓励宝宝坚持，而妈妈则更多地会认为宝宝还小，会主动替宝宝化解危机。大人的过多帮助会剥夺宝宝自己实践的机会，还容易使宝宝产生自卑感，倾向于低估自己的能力。而爸爸多会鼓励宝宝实践，让宝宝在尝试中增长自信。

仔细为宝宝挑选玩具

月龄	玩具名称	玩法	培养技能
1~2 个月	摇响玩具（拨浪鼓、摇铃等）	摇动摇铃，让宝宝寻找声源或让宝宝抓握摇铃摇动	听觉能力、精细动作、逻辑能力
	悬挂玩具（气球、毛绒玩具）	悬挂在床头，吸引宝宝的视线	视觉能力
	人像、黑白色的图片	悬挂在床头或贴在墙上，让宝宝观看	视觉能力
3~4 个月	相册	让宝宝认识亲人、自己	视觉能力、社会交往能力
	健身架	悬挂各种玩具，让宝宝抓握、踢	动作能力、手眼协调能力
	抓握类玩具	抓握、摇响	手眼协调能力、认知能力
	镜子	让宝宝照镜子，观察自己	自我意识
	能发出声音的手镯、脚环	戴在宝宝的手腕、脚腕上，增加活动的兴趣	动作能力、认知能力
	布书等撕不烂的图书	让宝宝看，给宝宝朗读	阅读的兴趣
5~6 个月	浴室玩具	洗澡时，放在澡盆或浴缸中，便于宝宝抓握，增加洗澡的乐趣	手眼协调能力、认知能力
	积木	认识颜色，抓握积木；家长用积木做出造型	手眼协调能力、认知能力
	软性球类	抓握	手眼协调能力
	能发出声音的毛绒玩具	认识毛绒玩具的名字，如娃娃、小猫等；抱着毛绒玩具让它发出声音	社会行为、认知能力
	不倒翁	摇晃、试图推倒	精细动作、认知能力
	适合宝宝特点的图书	给宝宝朗读，让宝宝翻阅	阅读的兴趣

办"百日宴"注意事项

不少家庭在这一天要隆重地庆贺，办"百日宴"接受亲朋好友的祝福。"百日宴"的主角是宝宝，可是妈妈不能光高兴，而忽视了宝宝的真正需求。

● 尽量不要打乱宝宝的生活规律

热闹的宴席往往会对妈妈和宝宝造成以下困扰：

1.人多不好喂哺。

2.宴席间无法安排宝宝睡觉。

3.大家争相抱宝宝，使宝宝惊恐不安。

因此，妈妈爸爸要事先安排好，在照顾好亲朋好友的同时照顾好宝宝。保证宝宝能按照平时的规律生活，饿了有吃的，困了能睡觉，而且要有妈妈的陪伴。

● 亲友过多注意防感染

1.爸爸妈妈要提前与亲友沟通，了解他们的身体状况。如果亲友有任何不适，都要婉言谢绝他与宝宝接触。

2.请亲友在抱宝宝前用消毒皂洗手。

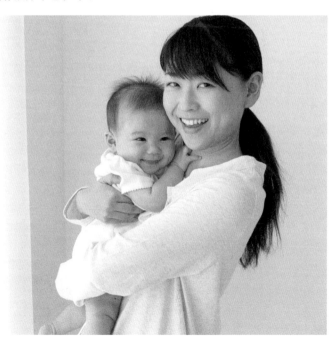

帮宝宝找到他的安慰物

很多家长会发现，宝宝随着年龄的增长，会出现对某一件东西特别的喜爱和执着的情况，甚至没有这样东西就无法正常玩耍和睡觉。其实，这是宝宝依赖安慰物的正常表现，不要强行撤去宝宝的安慰物。随着宝宝年龄的增长，他内在的安全感建立得越来越好，内心越来越强大，就会逐渐摆脱对安慰物的依赖，勇敢地走向外面的世界。

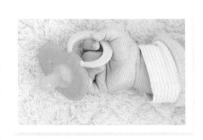

● 什么是安慰物

安慰物，在儿童心理学上指的是宝宝在环境变化时应付情绪危机的依恋物。宝宝在婴幼儿期，生理和心理发育都很不成熟，对父母（特别是母亲）有着强烈的依恋情绪。当与亲人分离后，安慰物会给宝宝精神支持和慰藉，帮助他们渡过难关。

● 为什么宝宝需要安慰物

NO.1 缺少玩伴

安慰物是宝宝认知匮乏和孤独寂寞时的一份情感寄托，就如同朋友一样。

家长可以多带宝宝到户外玩耍，多与同龄宝宝接触，获得愉悦体验，并增强其与他人交往的兴趣，进而减少宝宝对安慰物的依赖程度。

NO.2 长期与父母分离

从本质上讲，依赖安慰物是因为宝宝内心安全感的缺失，而对物品转移依恋的情况。因此家长在日常生活中要多给宝宝一些关爱和陪伴，特别是要增加亲子间的身体接触，多抱抱、亲亲宝宝，通过肌肤接触来缓解宝宝的不安情绪。

NO.3 兴趣无处转移

婴幼儿时期由于生理和心理上的特点，需要各种颜色、形态、材质的玩具和书籍来进行游戏，缺乏这些物质的宝宝很容易出现无所事事的情况，也更容易依赖安慰物。

家长要多陪宝宝玩耍，准备不同种类的适合宝宝年龄的玩具，让宝宝能够更好地发展兴趣爱好，从而降低对安慰物的依赖。

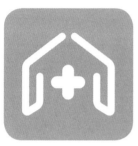

家庭诊所

3~4 个月的宝宝除了要按时注射疫苗外，就是日常的护理了，在护理宝宝的时候，因为宝宝还小，爸爸妈妈一定要注意多观察宝宝，及早发现早期信号，防止宝宝患病。2~6 个月的宝宝常见攒肚，父母要分清攒肚和便秘，帮宝宝及时排便。

宝宝为什么老打嗝

宝宝的呼吸以腹式呼吸为主，6 个月以内的宝宝常因吃奶过快、吸入冷空气、笑、哭、受凉等使自主神经受到刺激，从而使膈肌发生突然性的收缩，导致迅速吸气并发出"嗝"声。这是一种常见现象，只要打嗝程度不是很厉害，就不必太过担心。

如果宝宝打嗝，可以采取下面的方法：

1 抱起宝宝，轻轻地拍背，喂点热水。

2 宝宝打嗝如果看起来很难受，可以用食指指尖在宝宝的嘴边或耳边轻轻挠痒，因为嘴边的神经比较敏感，挠痒可以放松神经，通过逗笑等打嗝也随之消失。

3 抱起宝宝，抓足底使其啼哭，引起神经反射，膈肌会终止突然收缩，停止打嗝。

宝宝患病的早期信号

宝宝在健康状态和患病时的表现是有差别的，宝宝患病初期都会有一些症状出现，一旦发现宝宝有异常情况，妈妈就要针对具体情况进行及时处理，以免贻误病情。宝宝患病初期一般会出现以下症状：

疾病症状	疾病的判断	对策
大便干，呈羊屎状	正常宝宝的大便呈软条状，每天定时排出。若大便干燥，难以排出，大便呈小球状，或两三天一次干大便者，多是有内热	妈妈可多给宝宝菜泥、鲜梨汁、白萝卜水、鲜藕汁服用，以清热通便
食不好卧不安	如果宝宝饮食过量，或吃了生冷食物，或吃了不易消化的食物，都会引起宝宝腹胀，不舒服，往往还会在睡眠中翻动、不安、咬牙	妈妈要引起注意，必要时上医院
鼻子发青，腹中痛	中医认为，宝宝过食生冷寒凉的食物后，可损伤脾胃的阳气，导致消化功能紊乱，寒湿内生，腹胀腹痛。而腹内寒湿痛可使面部发青	宝宝如果鼻梁两侧发青，父母要引起注意，严重时要就医
舌苔白又厚	舌苔白而厚，呼出气有酸腐味，一般是腹内有湿浊内停，胃有宿食不化	可以先进行饮食方面的调理，如不行再给宝宝服用消食化滞的药物，如宝宝化食丹等中药
手足心热，常有病痛	宝宝手心脚心干热，往往是发病的征兆	妈妈要注意宝宝的精神状态并根据宝宝状况调整饮食
口鼻干又红	若宝宝口鼻干燥发热，嘴唇鼻孔干红，鼻中有黄涕，都表明宝宝肺、胃中有燥热	妈妈要注意多给宝宝饮水、避风，以免发热、咳嗽

宝宝便秘和攒肚要分清

● 宝宝几天不大便，是攒肚还是便秘

遇到宝宝三四天不大便，有妈妈说是攒肚，不要紧；有妈妈说是便秘，应就医。那么攒肚和便秘到底该如何区分呢？

判断要点	攒肚	便秘
大便的性状	大便的次数减少，但大便的性状仍然是稀糊状，且排便不费劲	大便比较干硬，排便时较费劲，有时能把脸憋红
精神状态	精神状态、食量、睡眠等一切正常	可能出现睡眠不安稳，大便时容易哭闹、烦躁不安等不良情绪
发生时间	多发生在 2~6 个月宝宝身上	任何阶段都可能发生

● 便秘的宝宝要增加运动量

每天饭后可以带着宝宝到户外活动一下。如果宝宝还不会自己活动，可以抱着宝宝在爸爸妈妈的腿上蹦一蹦，多练习爬有助于促进肠胃蠕动，加速食物的消化，缓解便秘。

● 揉揉宝宝的肚子

每天睡觉前帮宝宝揉揉小肚子，可按顺时针方向轻揉 5 分钟左右，能加强肠胃蠕动，也是一个哄睡的好方法。这样的话，第二天宝宝每天起床第一件事情就是便便。

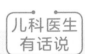

儿科医生有话说

攒肚无须治疗

攒肚是随着宝宝消化能力逐渐提高，肠胃能充分地进行消化、吸收，导致每天产生的食物残渣减少，不足以刺激直肠形成排便，使宝宝排便间隔延长的现象，常见于 2~6 个月的宝宝。攒肚的宝宝一般精神状态良好，排便时也无痛苦的表现，大便为黄色软便，无硬结。

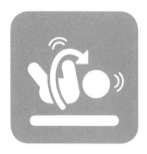

感统训练

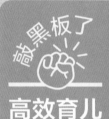

3~4 个月是宝宝智能发育的关键期，一些宝宝可以翻身了，行为模式会发生质的变化，甚至可以自己摇动并注视拨浪鼓，找到声源、高声叫、牙牙学语、认识亲人等。

宝宝大运动发展：翻身

翻身可以训练宝宝脊柱和腰背部肌肉的力量，锻炼身体的灵活性。通过翻身，宝宝还可以从不同的角度观察外部世界，这样既扩大了宝宝的视野，也提高了宝宝的认知能力。

翻身训练这样做

Step 1

训练翻身时，先将宝宝的右臂上举（或者紧贴在胸腹部的右侧），把宝宝的左腿搭在右腿上，扶着宝宝的左背部，轻轻向右推，使其整个身体向右侧翻身 180 度呈俯卧位，再扶着宝宝的左肩和左臀部，轻轻向左推，使整个身体向左侧翻身 180 度，呈仰卧位。

Step 2

将宝宝的左臂上举（或者紧贴在胸腹部的左侧），将宝宝的右腿搭在左腿上，扶着宝宝的右背部，轻轻向左推，使整个身体向左侧翻身 180 度呈俯卧位，再扶着宝宝的右肩和右臀部，轻轻向右推，使宝宝的整个身体向右侧翻身 180 度，呈仰卧位。

训练翻身的注意事项

在训练宝宝翻身时，应先从仰卧位翻到侧卧位，再回到仰卧位，一天训练2~3次，每次训练2~3分钟

穿得太多或宝宝太胖，都会影响翻身动作的掌握

练习翻身时需选用硬板床，不要在软床上训练

训练时间应选择在两次喂奶之间，宝宝睡醒时

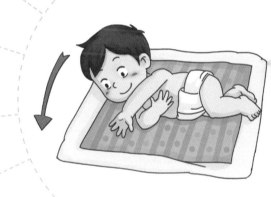

父母协助的动作一定要柔和，不要伤着宝宝

当宝宝掌握了翻身动作，也就面临可能发生坠床的危险，这时父母就不能把宝宝单独放在床上了，要预防意外发生

儿科医生有话说

练习时注意照顾宝宝的情绪

宝宝刚开始有可能对翻身一点儿欲望都没有，不妨玩玩小游戏，增加其翻身的兴趣。当宝宝成功翻身后，要及时亲亲或者夸奖他，这样宝宝才有兴趣，且乐于重复翻身动作的训练。

早期教育与认知能力训练

● 运动能力训练

宝宝的能力特点： 这时的宝宝在俯卧时，能把头抬起并和肩胛成90度角；竖抱时头稳定，扶着腋下可以站片刻；仰卧时自己能将身体翻向一侧，在帮助下可以仰卧翻身。

训练要点： 妈妈可以拍手或用玩具逗引使宝宝转向侧面，并用手轻轻扶背，帮助宝宝翻身。当宝宝在仰卧位时，妈妈可以握住宝宝的手，将他缓缓拉起为坐着的姿势，锻炼宝宝的头颈部和背部的肌肉，注意用力要轻缓。这个时期还可让宝宝背靠着枕头、小被子、垫子等软的东西半坐起来，或训练宝宝的肢体动作，如前臂的支撑力和抬腿的动作。

● 精细动作能力训练

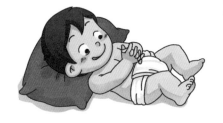

宝宝的能力特点： 会做一些细小的动作，比如把自己的衣服或小被子抓住不放；摇动并注视手中的玩具，手眼协调动作开始发生等。

训练要点： 妈妈将玩具拿到宝宝胸部上方，让宝宝看到玩具，虽然宝宝不一定会抓，但他的双臂可能会活动起来。妈妈抱着宝宝靠在桌前，在距离宝宝1米的地方用玩具逗引他，让宝宝注意。慢慢地再将玩具靠近宝宝，逐渐缩短距离，最后让宝宝一伸手即可触到玩具。如果宝宝不主动伸手去抓，可以引导他去抓握、触摸和摆弄玩具。

● 语言能力训练

宝宝的能力特点： 4个月大的宝宝，已经会用口唇发出辅音，有时会自言自语地说"啊不"或"啊咕"的语言。

训练要点： 多跟宝宝说话，让宝宝能够看清楚口型，并鼓励宝宝发音，即使宝宝只是发出"嗯""啊"的声音，爸爸妈妈也要及时应答。一般情况下，宝宝知道大人喜欢听他发音就会使劲大声喊，并有意识地把声音拉长或者重复地叫。这时爸爸妈妈可以鼓掌表示欢迎，鼓励宝宝经常自己做发音练习。

亲子游戏

● 精细动作能力游戏：准确抓握玩具

游戏目的

训练宝宝手部的抓握能力。

游戏准备

容易抓握的小玩具，如积木、毛绒小玩具、彩铃铛、拨浪鼓等。

游戏方法

把小玩具放在桌子上，把宝宝抱到桌前，慢慢接近玩具，让宝宝伸手去抓，如果宝宝不会主动伸手朝玩具接近，可摇动玩具或用语言引导宝宝用手去抓握玩具，去触摸、摆弄玩具。

还可以让妈妈抱着宝宝，爸爸拿着玩具在前面晃动捏响，吸引宝宝伸手去抓。

● 情绪与社交能力游戏：表情识别

游戏目的

让宝宝认识各种表情，以及了解各种表情所表达的意思，培养宝宝的社交敏感性，对宝宝未来的社交能力有很大帮助。

游戏准备

不同表情的图片或画册。

游戏方法

❶ 妈妈抱着宝宝，拿给宝宝一张画有笑脸的娃娃头像，告诉宝宝："娃娃在笑呢，好开心啊！"同时妈妈也做出笑脸给宝宝看。然后再拿出一张闷闷不乐的头像，告诉宝宝："娃娃不高兴了。"妈妈的声音和表情也表现出闷闷不乐的样子，让宝宝看画像，再看妈妈的脸，过几天可以换一种表情。

❷ 爸爸妈妈在日常生活中也可以自己做各种表情逗宝宝玩，还可以在宝宝出现各种表情时及时模仿宝宝，并告诉宝宝"宝宝在笑呢，宝宝真高兴""宝宝不高兴了"等。

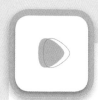

梁大夫直播间

网络热点难题解答 🔍

妈妈生气时，给宝宝喂奶，会对宝宝产生不良影响吗？

梁大夫答

最好不要在生气时喂奶，因为母乳喂养的宝宝容易受妈妈情绪的影响。妈妈如果心情不愉快，会直接影响下丘脑或肾上腺素分泌过多，致使奶量减少。

宝宝长小牙了，如何避免咬妈妈的乳头？

梁大夫答

当宝宝咬乳头时，妈妈马上用手按住宝宝的下颌，宝宝就会松开乳头的。如果宝宝要出牙，频繁咬妈妈的乳头，喂奶前可以给宝宝一个空的橡皮奶嘴，让宝宝吸吮磨磨牙床。10 分钟后，再给宝宝喂奶，就会减少咬妈妈乳头的情况了。

为什么我家宝宝吃了我冻的奶，大便颜色会有变化，有时还会拉肚子？

梁大夫答

如果在挤奶和存储奶的过程中都没有什么问题的话，那么不一定是母乳的问题。有没有可能热奶时间太长或一瓶奶反复热来热去。坚信你只要按正确的方法储存母乳，母乳不会那么容易坏掉。有时候也可能因储存的是后奶，其含有丰富的脂肪，再次温热喂宝宝后，会出现腹泻的现象，这是正常现象。

宝宝常会对陌生事物感到害怕，甚至会大哭，是不是太胆小了？

　　家长不必对宝宝的害怕情绪感到焦虑，更不要斥责。害怕会使宝宝远离不熟悉、不了解或异乎寻常的东西，使他们免受伤害。家长应该理解宝宝的害怕，并给予适当、及时的安慰。宝宝害怕的东西，可暂时回避。随着宝宝心智的发育成熟，怕这怕那的现象会越来越少。

宝宝4个月大了，最近对吃奶总是不专心怎么办？

　　随着月龄的增加，宝宝对外界更加好奇，吃奶时容易转移注意力，所以宝宝吃奶的环境一定要安静，周围不要有分散他注意力的物品。

宝宝有打呼噜的现象，医生说是先天性喉喘鸣，要不要吃钙片补钙，怎么办才好？

　　如果宝宝因缺钙或其他原因，致使喉软骨发育不良，不能起到支撑作用，喉部的组织就会在吸气时下塌，造成呼吸道的阻塞而引起喘鸣。如果未出现睡眠时呼吸费力的现象，生长发育良好，一般喘鸣会在6~12个月逐渐消失。如因鼻腔阻塞而致，则要因具体的原因对症处理。

Part 4　3~4个月的宝宝

139

辣妈育儿高招看这里

安全奶瓶——破碎后玻璃碴不伤人

这款奶瓶抗破碎性非常好,强度能达到普通玻璃的 4 倍。当其破碎时,会分裂成均匀、无锋利口不易伤人的小颗粒,是一款非常适合宝宝使用的安全玻璃奶瓶。

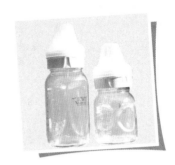

宝宝体温计——可测耳温、额温

这款体温计测量更方便、更快捷。宝宝发热了,可以用这款产品测体温。但是测耳温、额温的时候,要避免耳道有过多的耳垢、额头有过多的汗水,否则会影响测量结果。

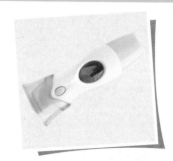

硅胶乳头保护贴——防咬伤、防皲裂

柔软无味的硅胶材质给乳头最佳的呵护,超薄的质地丝毫不影响宝宝顺畅吃奶,是防止哺乳期内咬伤及乳头皲裂、破溃的理想产品。还能有效防止乳晕的色素沉淀,让妈妈更好地呵护自己。

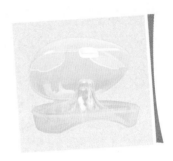

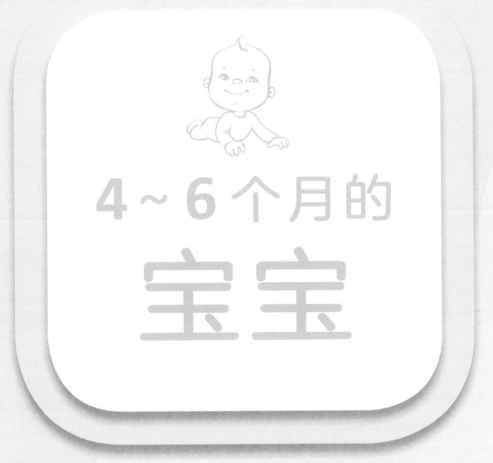

Part 5

4～6个月的
宝宝

随着宝宝渐渐长大，妈妈的奶水可能无法满足宝宝的生长需求。这时，可以开始为宝宝添加辅食。爸爸妈妈是不是正在为如何添加辅食而担忧呢？其实不必过于担心，只要顺应宝宝的发育特点提供合适的辅食，就能够保证宝宝健康地成长。

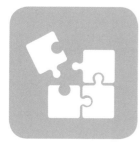

身心发展

身高体重

6个月	男宝宝	女宝宝
身长	61.4~75.8 厘米	60.1~74.0 厘米
体重	5.97~11.72 千克	5.64~10.93 千克
头围	39.8~47.7 厘米	38.9~46.5 厘米
新本领	会翻身了；会用两只手拿东西；喜欢吃自己的小脚丫；趴着时可以长时间抬头；能分辨妈妈不同的表情	

宝宝的活动范围扩大了，他整天忙于做自己的"实验"，宝宝的学习兴趣日益浓厚，他几乎不需要家人的帮助，就可以躺在或坐在椅子上玩一两个小时，宝宝希望玩具离他近一些，一伸手就能抓到。

好爸爸微课堂

挠痒痒

让宝宝平躺，爸爸拉起宝宝的一只手臂，伴着有节奏的小儿歌轻轻摆动，说到最后一个字的时候，爸爸的另一只手可以抓痒宝宝的腋窝或者小肚皮，这时宝宝会很兴奋地笑。挠痒痒不仅让宝宝很开心，还能提高宝宝对触觉和对节奏的敏感度。

综合能力

● 动作发育

大部分宝宝能够自由翻身了，还能依靠着坐垫坐一会儿，坐时背挺得很直。当父母扶着宝宝在床上站立的时候，他会一蹦一蹦地跳动。喜欢伸手抓自己想要的东西。洗澡的时候喜欢玩水，喜欢不厌其烦地重复一个动作来显示自己的能力。

● 语言发育

宝宝在语言发育与情感交流上有了明显的进步，高兴的时候会大声地笑出声来，声音非常清脆悦耳。喃语的种类增加了许多，还会表现出撒娇与喜悦，口中逐渐会发出"妈妈"的呼喊声。宝宝的咿呀学语非常动听，也知道怎样故意喊叫才能引起妈妈的注意。如果和他讲话，他会发出声音进行回应，受到大人逗时能发出笑声。

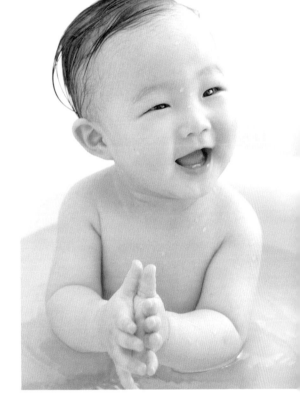

● 感觉发育

宝宝会用表情表达自己内心的想法，能区别亲人的声音，也能识别熟人和陌生人，会对陌生人做出躲避的姿态，从镜子里看见自己会微笑。如果和他玩藏猫儿的游戏，他会很感兴趣。这时的宝宝会用不同的方式表示自己的情绪，如用哭、笑来表示不喜欢和喜欢。

心理特点

这个阶段宝宝的注意力有了明显提高，对色彩鲜亮的玩具特别感兴趣，能长时间稳定注视某事物。可分辨别人表情的喜怒，用表情来表达自己内心的想法，对亲人的声音能够很好地区分，对陌生人会做出躲避的姿势。当听到有人叫自己名字时会注视和发笑。

● 社交和情绪上已经有了很大的发展

在看到熟悉的人或事物时，宝宝能发出"咿咿呀呀"的声音，好像在对人说话。事实上，这时的宝宝已经学会看大人的脸色，凭借自己的直觉基本知道大人说话的意思了。爸爸妈妈要提升宝宝的社交能力，保持良好情绪，使宝宝愉快地成长。

● 会模仿声音了

宝宝会可以发出"da-da、ma-ma"等音节，但这时候还没有所指。宝宝还能无意识地发出"b、p、m"等双唇音，还会模仿咳嗽声、舌头咔嗒声或咂舌声等。这时无论是妈妈还是家里其他亲人，都应当尽量创造条件和宝宝交流或"对话"，为宝宝创造良好的语言发展环境。

● 运动的物体更能吸引宝宝

宝宝对很多周围的事物都很感兴趣，尤其一些能够运动的物体对他更有吸引力。因此，可以给彩色的球或给他看一些会走会蹦跳的小青蛙或毛毛虫之类的玩具。不倒翁与吸盘玩具也是这个时期的宝宝比较喜欢玩的。

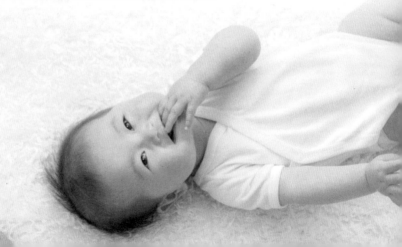

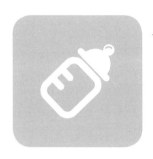

科学喂养

宝宝吃完奶后意犹未尽，对餐桌上的饭菜感兴趣，能抱着坐稳，开始流涎，推舌反应等，通常这个情况发生在 4~6 个月。这时，妈妈可以考虑添加辅食了。

需要提醒的是，如果母乳量充足，妈妈在宝宝添加辅食后，依然可以继续母乳喂养，不必因此改喝配方奶粉。

可以给宝宝添加辅食了

● 初次添加辅食到底是 4 个月还是 6 个月

世界卫生组织提倡 0~6 个月的宝宝尽量纯母乳喂养，6 个月以上的宝宝开始逐渐添加辅食。实际上，在中国很多地方都是 4 个月就开始给宝宝添加辅食，所以爸爸妈妈请根据宝宝的具体情况，灵活掌握添加辅食的时机、种类等，酌情添加。

● 宝宝想吃辅食的 5 大信号

每个宝宝的成长水平不一样，家长不能要求宝宝跟其他同龄宝宝完全一样，应细心观察宝宝自己的生长规律，如果宝宝发出了以下信号，则说明可以添加辅食了。

NO.1 体重是出生时的 2 倍

一般来说，宝宝在 4 月龄时体重是出生时的 2 倍，而体重增长情况和宝宝消化能力等身体发育指标是密切相关的。体重不达标，说明宝宝的胃肠功能可能也未达标，引入辅食容易引起过敏反应。所以，最好在宝宝体重超过 6 千克，消化器官和肠功能成熟到一定程度后，再开始添加辅食。

NO.2 在大人的帮助下可以坐起来

最初的辅食一般是流质或半流质的，不能躺着喂，否则容易发生呛咳。所以，只有在宝宝能保持坐位的情况下才能添加（最起码在抱着宝宝时，宝宝可以挺起头和脖子，保持上半身的直立）。

NO.3 看见大人吃东西，会口水直流

随着消化酶的活跃，第 6 个月宝宝的消化功能逐渐发达，唾液的分泌量会不断增加。这个时期的宝宝会突然对食物感兴趣，看到大人吃东西时，会专注地看，自己也会张嘴或朝着食物倾身。

NO.4 放入嘴里的勺子，宝宝不会用舌推出

在宝宝很小的时候，会存在一种"挺舌反射"，也就是会将送入嘴里的东西用舌头推出来，以保护自己不被异物呛到，防止出现呼吸困难。挺舌反射一般消失于脖子能挺起的 6 个月前后，这时用勺子喂食，宝宝会张嘴，不会用舌推掉，能顺利地把食物从口腔前部转移到后部，完成吞咽。

NO.5 需奶量变大，喝奶时间间隔变短

如果宝宝一天之内能喝掉 800~1000 毫升配方奶，或至少要喝 8~10 次母乳（并且吃空两边乳汁后还要喝），则说明在一定程度上，奶中所含的能量已不能满足宝宝的需要，这时就可以考虑添加辅食了。

儿科医生有话说

宝宝 1 岁内不能吃鸡蛋清

1 岁内的宝宝对异种蛋白会产生过敏反应，容易诱发湿疹或荨麻疹等疾病。所以，不到 1 岁内的宝宝不能食用鸡蛋清。

添加辅食的原则

● 由一种到多种

宝宝刚开始添加辅食时，只给宝宝吃一种适合本月龄的辅食，尝试 1 周左右，如果宝宝消化情况良好，排便正常，再让宝宝尝试另一种食物。这样做的好处是，如果宝宝对食物过敏，能及时发现并找出引起过敏的是哪种食物。

● 由少到多

给宝宝添加一种新的食物，必须先从少量开始。父母需要比平时更仔细地观察宝宝，如果宝宝没有什么不良反应，再逐渐增加量。

● 由稀到稠，由细到粗

在刚开始给宝宝添加辅食时，建议添加一些容易消化、水分较多的流质辅食，有利于宝宝咀嚼、吞咽、消化。通常最开始添加的是专业的婴儿米粉，这是最不容易致敏的食物，待宝宝适应之后，慢慢过渡到各种泥糊状辅食，然后添加柔软的固体食物。给予宝宝食物的性状应从细到粗，可以先添加一些糊状、泥状辅食，然后添加末状、碎状、丁状、指状辅食，最后是成人食物形态。

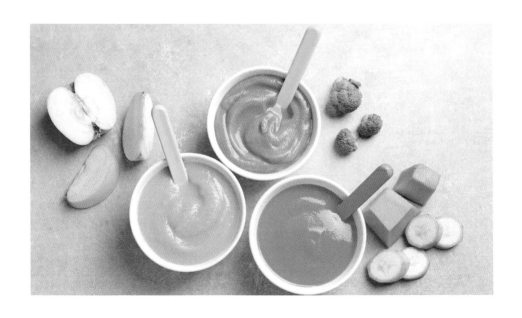

最好的第一口辅食：富铁婴儿米粉

从第 4 个月开始就可以尝试给宝宝添加辅食了，这时候富铁婴儿米粉是很好的选择。婴儿米粉是碳水化合物的主食，容易消化，且不易致敏，同时补充宝宝易缺乏的铁。把婴儿米粉作为宝宝的第一口辅食是比较安全且容易被宝宝接受的。原味的婴儿配方米粉有淡淡的甜味和谷类香气，大多数宝宝都喜欢。

● 如何选购婴儿米粉

应该尽量选择规模较大、产品质量和服务质量较好的企业产品。还要看外包装上的营养成分表中营养成分是否全面，含量比例是否合理。质量好的婴儿米粉应该是白色、均匀一致、有米粉的香气。

● 米粉怎么冲调比较好

1. 米粉、温水（约 70℃）按 1：4 的比例准备好。

2. 将米粉加入餐具中，慢慢倒入温水，边倒边用汤匙轻轻搅拌；搅拌时遇到结块，用汤匙将其挤向碗壁压散。

3. 用汤匙将搅拌好的米糊舀起倾倒，呈炼乳状流下为佳，不要太稀。

● 怎么喂给宝宝

第一次添加，可以只给宝宝吃 1 勺，调成稀糊状，先放一点儿在宝宝的舌头上，让他吮舐适应这种味道。如果宝宝接受良好，以后可以逐渐加量。

● 喂辅食的最佳时间

1. 宝宝状态好时吃母乳或配方奶以外的食物对宝宝来说是一种锻炼。当宝宝出现感冒等疾病，或接种疫苗前后或状态不好时，应该避免喂辅食。

在宝宝的消化状态良好、吃奶时间也比较有规律时开始喂辅食，成功的概率会比较高。开始喂辅食的第一个月，上午 10 点是喂辅食的最佳时间，这是宝宝吃完一次奶并经过一段时间，吃下一次奶之前，心情比较稳定且感到一丝饿的时候。

2. 宝宝在吃完奶后，很有可能拒绝辅食。所以，辅食应该在授乳前添加，喂完辅食后再授乳喂饱宝宝。虽然已经开始添加辅食，但不能忽视授乳，特别在 4~6 个月，辅食的摄入量非常少，大部分脂肪还是来自于奶，因此喂完辅食后应用母乳或配方奶喂饱宝宝。

3. 不要让宝宝在饥饿的状态下选择辅食，这样是不好的，既会影响宝宝对辅食的兴趣，也会影响宝宝的生长发育，使宝宝容易变得烦躁。

宝宝各阶段辅食推荐食材

随着宝宝成长和咀嚼能力的增强，食物的营养成分和形状等都要有所变化，以适应宝宝口腔变化的需要。但是宝宝咀嚼能力发展的快慢各有不同，家长还要根据自己宝宝的实际情况来制作合适的辅食。

- **主食（富含铁的食物）**

  含铁婴儿米粉、米糊、豆腐泥、瘦肉泥、鱼泥、蔬菜糊（羹 / 泥）、水果糊（羹 / 泥）

- **主食（富含热量的食物）**

  米粉、土豆、红薯、香蕉（可当主食可当水果）等
- **富含维生素和矿物质的食物**

  南瓜、胡萝卜、番茄、白萝卜、菠菜、西蓝花、圆白菜、白菜、苹果、草莓等
- **富含蛋白质的食品**

  猪肝、鱼肉、婴幼儿配方奶粉等

- **主食（富含热量的食物）**

  乌冬面、挂面（部分宝宝在第一阶段即可食用）、玉米片、燕麦片等
- **富含维生素和矿物质的食物**

  鲜芦笋、秋葵、茄子、扁豆、嫩豌豆、黄瓜、生菜、海带、裙带菜等
- **富含蛋白质的食品**

  金枪鱼、三文鱼、鸡胸肉、蛋黄等

- **主食（富含热量的食物）**

  面条、意大利面（部分宝宝在第二阶段即可食用）、米饭等
- **富含维生素和矿物质的食物**

  牛蒡、莲藕、竹笋、豆芽等
- **富含蛋白质的食品**

  黑背鱼（沙丁鱼、秋刀鱼）、牛肉、鸡腿肉（去皮）、猪肉、水煮大豆等

宝宝不爱吃辅食怎么办

很多宝宝不爱吃辅食，这让妈妈很着急，怎么办呢？妈妈不妨尝试下面的方法。

给宝宝做咀嚼示范

有的宝宝是因为不习惯咀嚼而用舌头将食物往外推。这个时候，妈妈应该给宝宝做示范，教宝宝如何咀嚼和吞咽食物。

不要喂得太多或太快

妈妈应该按照宝宝的食量来喂食，宝宝不想吃了就不要硬塞。喂食时，速度不要太快。

辅食多样化

宝宝的辅食要富于变化，这能刺激宝宝的食欲。可以在宝宝原本喜欢吃的食物中添加新的食材。分量由少到多，烹调方式上和食物造型也应该多换换花样，这样宝宝更易接受。

尊重宝宝的自主意识

当宝宝有自主进食意愿时，爸爸妈妈应多鼓励，让宝宝自己吃饭，不管是用手还是用勺，让宝宝有成就感，增加宝宝的食欲。妈妈还可以给宝宝做易于手拿的食物。

为宝宝准备一套餐具

单独给宝宝准备一套餐具，最好有可爱的图案和鲜艳的色泽，这样能增加宝宝的食欲。

不要强迫宝宝进食

若宝宝到了吃饭时仍不觉得饿，不要硬让宝宝吃。经常逼迫宝宝进食，反而容易使宝宝产生排斥心理。

不要在宝宝面前品评食物

宝宝模仿能力很强，爸爸妈妈不要在宝宝面前挑食及品评食物的好坏，以免造成宝宝偏食、挑食。

学会食物代换

如果宝宝讨厌吃某种食物，也许只是暂时不喜欢，可以先停止喂食，等过段时间再试。在这段时间内，可以给宝宝喂食营养成分相似的其他食物。

宝宝营养常见问题

● 宝宝第一辅食不再是鸡蛋黄

"富含铁的鸡蛋黄是辅食的最佳选择",这是过去的说法。现在医学认为易于宝宝吸收且富含铁的辅食应该是宝宝营养米粉。由于鸡蛋黄中除了含铁外,还含有一些大分子蛋白质,会导致宝宝吸收消化不良。与鸡蛋黄相比,富铁婴儿米粉所含营养成分高,且不容易出现过敏、便秘等不良反应。

● 如何添加果汁 / 泥

果汁含有很好的营养,但是喝惯果汁的宝宝会很难接受喝白水,这样不利于口腔的清洁。建议宝宝满 4 个月后添加果泥,或将果汁换为果泥,鼓励宝宝喝白水。

果泥在两餐之间添加,最好不要与辅食混合。选择的水果味道不要太重,以免造成宝宝对味觉的依赖,出现厌奶的情况。

● 添加辅食会加重肠绞痛吗

宝宝是否存在肠绞痛,与添加辅食没有关系。正常辅食添加不会加重肠绞痛。

● 添加的辅食是不是越精细越好

宝宝添加辅食后,最初都是容易消化的食物,但应当慢慢从泥糊状过渡到半固体、固体的食物。如果宝宝八九个月大了,甚至快 1 岁还在吃泥糊状的辅食,那么形成食物残渣就会很少,也就不足以刺激肠道运动,使粪便在肠道内运输过慢,在结肠内停留时间延长,水分会被过度吸收,进而容易导致便秘。

如果出现便秘了,妈妈要试着给宝宝喂一些富含膳食纤维的食物,最好是蔬菜泥,如绿叶菜和根茎类等。另外,可以适当多喂些水果,如熟透的香蕉、苹果、橘子、梨、猕猴桃、西梅等。

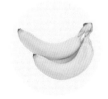   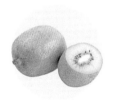

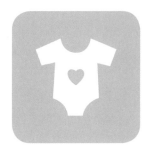

日常护理

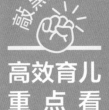

这个阶段的宝宝，可以经常使用婴儿车了，宝宝也喜欢坐着小车去散步，要给宝宝合适的安全背带和腰凳。大部分宝宝开始长牙了，会给宝宝带来很多变化，家长们也要学会宝宝牙齿的护理。这个时期宝宝还不会说话，所以父母应关注宝宝发出的信息，满足他的需求。

小围嘴大用处

纯棉的围嘴吸水性强，柔软透气，如果底层有不透水的塑料贴面就更好了，宝宝喝水、吃饭、流口水时就不会弄湿衣服。需要注意的是，不要给宝宝用纯橡胶、塑料或油布做成的围嘴，不仅宝宝穿着不舒服，还容易引起过敏。

● 使用要点

1.围嘴不要系得过紧，尤其是领后系带式的围嘴。在宝宝独自玩耍时，最好将围嘴摘下来，以免拉扯过紧造成窒息。

2.不要拿围嘴当手帕使用。口水、眼泪、饭菜残渣还是用纸巾或者手帕来擦比较好。

3.围嘴应经常换洗，保持清洁和干燥，这样宝宝更舒适。

选择合适的宝宝背带和腰凳

这个时期多数宝宝的脖子已经能完全直立，是可以背的，但由于宝宝尚小，还不能抓牢妈妈的肩，所以即使要背，也一定要用背带或者腰凳，而且不要连续背超过 2 小时。

什么时候可以使用背带和腰凳

背带	4 个月以下的宝宝，由于骨骼太软，建议少用背带，否则可能会影响宝宝的骨骼发育。大一些的宝宝，家长可以根据他的发育情况而定，如果颈部肌肉还未发育好，不能很好地支撑头部，脊柱和髋关节也未发育完全，应使用能支撑保护头、颈部和整个脊柱的背带或者背巾，并采用前抱式，让宝宝膝盖张开并高于髋关节，随时观察宝宝的状态，避免出现因背带挤压口鼻而窒息
腰凳	腰凳与背带、背巾的根本区别在于，使用腰凳时宝宝是"坐"着的。当宝宝脊柱的生理弯曲形成，而且腰、背部肌肉足够有力后，才能够承受"坐"这个动作和家长走路颠簸带来的压力和冲击，也就代表此时可以使用腰凳

使用宝宝背带、腰凳要注意什么

足够牢固	尽量选质量好的品牌肩带，做工要精致、牢固，接触宝宝皮肤的部分必须是纯棉面料，吸水性强，柔韧耐用
足够紧	保证宝宝的身体姿势是固定的，不会滑落或者因姿势偏移而产生窒息等风险
足够承重	背带的肩带宽度应大于 7 厘米，必须采用四点式安全蝴蝶扣，并能承受 20 千克以上重量
足够支撑	背带、背巾需要支撑住宝宝的背部，让宝宝的胸部和腹部靠近大人

宝宝吃手、抓耳

● 吃手

现在，宝宝已经能将整个拳头准确地放进嘴里了。有的妈妈担心影响出牙，一看到宝宝吃手就要拿开宝宝的小手。不少家长认为吃手是一种坏习惯，其实，吃手是宝宝生长发育过程中的一种正常现象。

刚满月的宝宝把整个拳头放进自己的嘴里吸吮，再大一些就会开始吸吮自己的手指。这些从侧面反映了宝宝的手指功能开始分化，具备了初步的手眼协调能力。吃手这种简单的动作需要 4 种反射行为协调配合：手臂弯曲→放松运动肌群伸出指头→搜寻并将手伸至小嘴里→开始吸吮。吃手还能让宝宝感到安全，释放紧张和沮丧的情绪，只要把手放进嘴里，宝宝的心情就会平静下来。

● 抓耳

当眼泪或奶汁流进耳朵时，可能会造成耳朵感染，患上中耳炎。宝宝患中耳炎时，表现为耳朵疼痛、啼哭不止，并经常用手抓耳，还伴有发热、拒奶等症状。小宝宝无法用语言表达，抓耳是最易识别的表现。如果伴随鼓膜穿孔，还可见黏液性分泌物流出耳外，宝宝的听力减退等。当宝宝患中耳炎时，应及时彻底治疗，如有积脓或积液，要让医生及时排脓。

儿科医生有话说

夜间喂奶要注意

母乳喂养的宝宝，夜间喂奶时应尽量抱起宝宝，避免宝宝头部过低，以防其口中含的剩余奶汁在熟睡后，流入咽鼓管内引起炎症。当宝宝哭闹时，应暂停喂奶，以免咳呛将奶喷入咽鼓管。

0～1岁新生儿婴儿养护

关注宝宝发出的信息，体察感情需求

不会言语的宝宝会用声音来表达自己的情绪，需要父母细心体察并能积极满足他们的心理需求。

宝宝消极情绪较多，当渴了、饿了、冷了、困了、尿布湿了，他都会用哭声来表示；当他感到周围没人觉得寂寞时，会发出不高兴的哼哼声；当他有病痛时，则会发出尖锐的哭叫声。细心的妈妈对于宝宝这样的表达方式应该特别关注，知道宝宝为何而哭后要及时有针对性地解决。

为了宝宝能逐渐安静下来，还可以给他唱歌、念歌谣，这种很有效的感情交流方式，既能调动宝宝愉快的情绪反应，同时也可以促进他的发音。

● 用爱的语言和宝宝交流感情

小宝宝虽不会说话，还不具备理解能力，可是已经可以倾听，并且对妈妈的说话声尤其关注和喜欢。在充溢着爱的语言的讲述与倾听中，妈妈和宝宝实现了让人激动的感情共鸣：当宝宝在吃奶时听到妈妈的谈话，宝宝就会停止吸吮或改变吸吮速率，而别人的说话声宝宝却不理会；妈妈说"哦，宝宝是妈妈的，宝宝认识妈妈吗？"这样的话时，宝宝可能会微笑。

平时妈妈在对宝宝说话的时候可以慢慢移动面部，宝宝的头和眼球就会随着你而转动，这样既交流了感情又对宝宝的视觉进行了很有效的训练。

被爸爸妈妈倍加关注的宝宝比较安静、易笑，很容易形成良好的性格

好爸爸
微课堂

和宝宝一起照镜子

爸爸可以经常抱宝宝照镜子，让宝宝通过镜子认识身体部位，指着镜子里的宝宝说："这是眼睛、鼻子、嘴巴……"这时宝宝还不能意识到镜子里面就是自己。爸爸可以让宝宝分辨一下。大部分宝宝都喜欢照镜子，这有助于促进亲子感情。

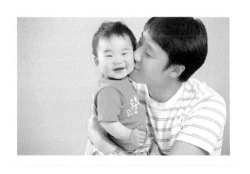

宝宝长牙喽

● 宝宝乳牙萌出了

通常宝宝会在出生后4~10个月开始出牙，但由于多种因素，如遗传、营养等状况不同，每个宝宝出牙早晚不同。有的4~6个月的

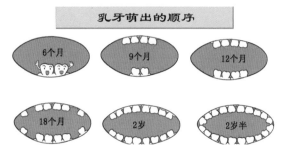

时候开始出牙，有个别宝宝到9~12个月才开始出牙，这都是正常的。对大部分宝宝来说，最先萌出的是门牙，出牙顺序也因人而异。

● 长牙时宝宝的表现

啃咬：宝宝出牙时最大的特点就是会啃咬东西，看到什么东西，都会拿来放到嘴里啃咬一下。

流口水：出牙前2个月左右，大多数宝宝就会流口水，或把手伸到口腔内抓挠。

拉耳朵、摩擦脸颊：出牙时，牙床的疼痛可能会沿着神经传到耳朵及颌部，所以宝宝会经常拉自己的耳朵或者摸脸颊。

轻微咳嗽：此时会分泌较多的唾液，可能出现咳嗽的现象。

牙床内出血：有些宝宝长牙会造成牙床内出血。

● 应对措施

1. 给东西让宝宝咬一咬，如消过毒的、凹凸不平的橡皮牙环、橡皮玩具及切成条状的生胡萝卜、苹果等。

2. 妈妈将自己的手指洗干净，帮助宝宝按摩牙床。刚开始宝宝可能会排斥，但疼痛减轻后就会配合了。

3. 补充钙质。哺乳的妈妈要多食用含钙多的牛奶、豆类等食物，也可在医生的指导下给宝宝补充钙剂。

4. 加强宝宝的口腔卫生。在每次哺乳或喂辅食后，给宝宝喂点温开水冲冲口腔，每天早晚用宝宝专用的指套牙刷给宝宝刷洗牙龈和刚露出的小牙。

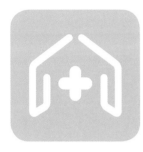

家庭诊所

随着宝宝一天天长大，应该有意识地加强他对自然环境的适应性锻炼，宝宝运动时也会不小心受伤，家长要学会应对。也要分清什么情况必须立即去医院，什么情况可以自己在家解决。

宝宝出汗多正常吗

宝宝经常是汗津津的，大人感觉不冷不热时，宝宝也会满头大汗，这是怎么回事儿呢？

● 宝宝为什么会汗多

宝宝生长发育特别快，代谢比较旺盛，再加上活泼好动，体内产生的能量多，出汗自然也会比较多。有些宝宝稍微一活动就出汗，如果只是单纯地出汗，平时还是爱活动，兴奋活泼，饮食正常或偏多，生长发育良好，没有其他不适，宝宝就是健康的。

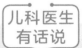

慧眼识别病理性多汗

佝偻病、结核病、病后虚弱时也会出现多汗现象，家长要注意区分。一般来说，发色枯黄伴随经常性多汗的宝宝，应做佝偻病检查；脸色发白、长期干咳伴随多汗的宝宝，需要做肺结核检查。

当宝宝入睡后，上半夜出汗较多，下半夜出汗就少了这种情况也无须担心，这是因为宝宝的神经系统发育还不够健全，交感神经在睡眠时仍然处于兴奋的状态，所以在刚睡着时容易出汗，随着神经兴奋渐渐消失，慢慢就会停止发汗。

宝宝多汗怎样护理

1. 勤换宝宝的衣服和被褥，并随时用干燥柔软的毛巾给宝宝擦汗。

2. 宝宝身上如有汗，应避免直吹空调或电风扇，以免受凉。

3. 多给宝宝喝水，补充失去的体液。汗液中除了盐分外，还会有锌、钾等营养成分，经常出汗也会造成宝宝体内缺锌、钾等。所以，饮食上应多加注意，保证宝宝代谢后能及时补充热量和营养。

宝宝腹泻怎么办

宝宝腹泻是细菌、病毒、真菌、过敏物质等对肠道黏膜刺激引起的吸收减少或分泌物增多的一种现象，是肠道排泄废物的一种自我保护性反应（通过腹泻将肠道有害物质排出体外）。所以，宝宝腹泻不一定就是坏事，如果立即服用止泻药，反而容易导致细菌、病毒、毒素等滞留肠道，会对宝宝肠道造成更严重的伤害。

宝宝腹泻时，妈妈在不刻意止泻的前提下应做到：

1. 注意预防和纠正脱水，可以让宝宝喝口服补液盐。

2. 在医生指导下，针对腹泻原因适量用药。

3. 除喝奶以外，饮食要清淡、易消化。

如果出现以下情况，应及时就医：

1. 宝宝拒绝进食、喝水超过数小时。

2. 宝宝大便中见血或黏液；体温超过37.5℃，宝宝看上去状态很不好。

3. 口服补液补不进去或没有效果。

4. 宝宝有严重腹痛或重度脱水症状。

5. 高烧不退或出现手脚发冷、皮肤发花等轻度休克表现。

在宝宝腹泻的时候，还要注意宝宝屁屁护理，一定要注意卫生。

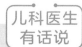

儿科医生有话说

宝宝腹泻，不能"试着吃"抗生素

细菌与人类是共生的关系，如果肠道没有细菌，那么肠胃功能就不能发挥作用。婴儿肠道中的有益菌群相对成人少很多，服用抗生素容易杀死有益菌，造成宝宝肠道菌群紊乱，无法消化食物而产生腹泻。不是细菌性肠炎，不要胡乱服用抗生素。

宝宝不小心摔伤，应怎么处理伤口

对于小伤口，可以按以下方式处理。对于较大伤口或伤口处有不易取出的异物等情况，应及时送医救治。

● 处理伤口前，先将患儿置于适当位置

将患儿置于便于护理人员操作的位置，尽量安慰好患儿，这样有助于避免患儿因害怕或疼痛而发生晕厥等意外。

● 清洗和消毒伤口周围的皮肤

如伤口周围的皮肤太脏，应先用清水洗净，然后再用 75% 酒精消毒创面周围的皮肤。要由内往外（即由伤口边缘开始），逐渐向周围扩大消毒区，这样越靠近伤口处越清洁。应注意，有些消毒剂刺激性较强，不可直接涂抹在伤口上。

● 清洁伤口

伤口要用棉球蘸生理盐水轻轻擦洗。在清洁、消毒伤口时，如发现大而易取的异物，可酌情取出。如发现深而小，又不易取出的异物，切勿勉强取出，以免把细菌带入伤口或增加出血。如果有刺入体腹腔或血管附近的异物，应马上去医院医治，切不可轻率地拔出，以免损伤血管或内脏，引起危险。

● 伤口清洁后，可根据情况做不同处理

如伤口较小，可涂上红药水或紫药水。如伤口创面较大，不要涂撒药物，及时去医院治疗。

好爸爸
微课堂

互动吹"喇叭"

宝宝洗完澡，在温暖的房间里，爸爸可将嘴唇顶在宝宝裸露的肚子上吹气，发出的声音听起来就如同一个技术不佳的喇叭，手比画吹喇叭的动作。宝宝会觉得痒，而且声音听起来很有趣。这可提高宝宝触觉能力和反应能力。

哪些情况须将宝宝立即送往医院

由于宝宝身体瘦弱，抵抗能力有限，出现以下几类情况时需及时送医。情况危急也可拨打"120"请求救护车的支援：

1 突然发生高热，并且持续多日不退。

2 出现呼吸困难，蜷曲着腿痛苦地啼哭，或严重地咳嗽或发生急性哮喘。

3 因为出疹而突发高热，出疹与水疱存在于口腔中，并且很快传遍全身。

4 出现 10 分钟以上的痉挛，症状没有丝毫减退。

5 出现多次恶心、呕吐，并且呕吐物中带有咖啡状的物质或血丝。嘴唇十分干裂，处于根本不能接受水分和食物状态，并出现脱水症状。

6 大量出血，并且难以止住，情况十分危急。

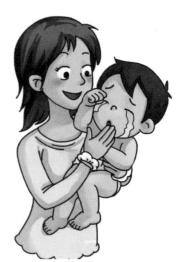

宝宝一般都是活泼好动的。若出现一些异常，妈妈需要保持冷静，细心地观察宝宝的状况

高效育婴技巧

怎样建立"安全感"和"熟悉感"

和宝宝进行情感交流最重要的是建立彼此间的"安全感"和"熟悉感"。建立"安全感"和"熟悉感"要做到以下几点：

1. 宝宝哭泣的时候，父母要非常关注并能很快地出现在他面前，轻轻抱起他，并让他靠在自己的胸口。

2. 宝宝心情好时会安静地注视着父母，这时父母要用充满爱的目光来回应他。

3. 宝宝遇到陌生人、吃没有吃过的东西、听到不了解的物体发出的声响和动静时，他想马上触摸到父母。父母应该尽快地让他感觉到你的存在，并用温柔的话语和轻轻抚摸来安慰宝宝。

0~1岁新生儿婴儿养护

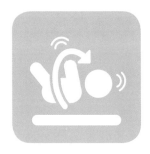

感统训练

宝宝腿部已经能支撑住身体的大部分重量。这时，可以让宝宝练习靠坐能力了。

宝宝身心的成长发育已经有了很大的变化，和他说话也会咿咿呀呀地回答，还知道了说"妈妈"的时候对着妈妈，说"爸爸"时看着爸爸。

宝宝大运动发展：尝试坐

● 宝宝靠坐训练

让宝宝靠着枕头、小被子、垫子等软的东西半坐起来。其实，宝宝是很喜欢靠坐的，因为靠坐比躺着看得远，而且双手还可以同时玩玩具。

宝宝靠坐时，妈妈应在旁边照料，不宜离开。宝宝会因为蹬踢，而导致身体下滑而躺下，或者重心向左右偏移，身体倒向一侧。

● 练习独坐

在宝宝仰卧位时，妈妈把双手的大拇指插入宝宝手中，让他握着，其他手指轻轻抓着宝宝的手腕，使宝宝双臂伸直前举。手掌向内相对，两手与肩同宽，然后轻轻向前拉起宝宝的双手，让其头、肩膀离开床面。此时，可让宝宝试图以肘用力坐起来，保持此姿势5~6秒，再轻轻让其躺下，重复2~3次。

早期教育与认知能力训练

情绪培养与社交能力训练

宝宝的能力特点： 宝宝开始有了自己独立的意识。他开始意识到自己和妈妈是不同的个体，知道自己对周围的人和物会产生影响，甚至知道了自己的名字。他开始了解什么是能做的，什么是不能做的。从镜子里看到自己会微笑，会用不同的方式表达自己的情绪。宝宝与人交往的能力也有了很大进步，开始有一点"黏人"。但这正表明宝宝开始意识到爸爸妈妈或其他亲人对他有多重要。

训练要点： 每一个宝宝的个性都是独一无二的，爸爸妈妈只有了解宝宝个性的形成与发展特征，才能有针对性地培养宝宝的个性与自信。那些天生谨慎、胆小的宝宝，会在相当长的时间内像妈妈身边的小羊羔似的，希望妈妈寸步不离。对此，爸爸妈妈要鼓励宝宝，让宝宝活泼一些，性格开朗起来。此外，爸爸妈妈也可以通过拥抱、按摩、挠痒等皮肤接触来促进亲子间的依恋关系，这对今后宝宝的情感发展十分重要。

知觉能力训练

宝宝的能力特点： 宝宝能觉察正在玩的玩具被别人拿走，并会以哭表示反抗，这是认知的一大进步。听到好听或愉快的音乐，宝宝会高兴得手舞足蹈。

训练要点： 培养宝宝的认知能力，一定要先观察宝宝平时喜爱注视什么，找出宝宝最爱看的东西让他学习，才能容易学会。日常生活中，爸爸妈妈要多与宝宝交流，尽量多讲给宝宝听，让宝宝逐渐熟悉身边的东西，通过观察周围的环境来发展宝宝的认知能力。这段时间宝宝已经知道各种东西会发出不同的声音，妈妈可以和他一起玩声音游戏，让宝宝自己动手制造出声音，从而培养宝宝的认知能力和观察能力。

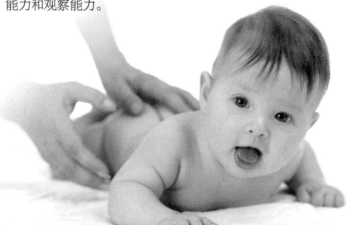

亲子游戏

身体游戏：小青蛙

游戏目的

激发宝宝与人交流的热情。

游戏准备

一个会叫会动的青蛙玩具。

游戏方法

❶ 让宝宝趴在床上，将青蛙放在距离宝宝1米远的地方，让青蛙呱呱叫着动起来，宝宝会非常高兴地看着玩具，还会努力向前爬，去够玩具。尽管这时还不会爬，但爬的愿望有助于促使宝宝学习爬行。

❷ 让宝宝坐在床上，如果宝宝还坐不稳，可依靠枕头或其他东西。将青蛙放在距离宝宝1米远的地方，宝宝可能会由坐位向前倾斜变成俯卧位，去够玩具，这是个比较复杂的体位变换，即使不能成功，对其运动能力的提高也是有好处的。

语言游戏：认识父母

游戏目的

提高宝宝的语言理解、记忆能力。

游戏方法

❶ 妈妈抱着宝宝玩，爸爸在门边摆弄一下拨浪鼓，让宝宝听见声响，妈妈告诉宝宝："爸爸回来了。"让宝宝转过头去看爸爸。

❷ 妈妈在门口摆弄拨浪鼓，让声音传到宝宝耳朵里，爸爸告诉宝宝："妈妈回来了。"让宝宝转头看见妈妈。训练几次后，再次换成爸爸在门口弄出响声，妈妈抱着宝宝，让宝宝回头看，观察宝宝的表情。

游戏准备

能发声的玩具，如拨浪鼓。

知觉能力游戏：左边爸爸，右边妈妈

游戏目的

让宝宝在游戏中对空间概念有个初步的认识与感知，促进宝宝空间知觉能力的发展。

游戏准备

会发声的小玩具，如可以捏响的鸭子。

游戏方法

① 让宝宝坐在小椅子里面，爸爸坐在宝宝的左边，妈妈坐在宝宝的右边。妈妈拿着鸭子并捏响，吸引宝宝转头看妈妈和手里的鸭子，妈妈告诉宝宝："妈妈和小鸭子在这儿呢，在宝宝的右边。"爸爸躲过宝宝的视线将玩具拿过来，捏鸭子，等宝宝转头向左边看时，爸爸好奇地告诉宝宝："鸭子在这儿呢，在宝宝的左边。"

② 如果宝宝分不清声音的来源方向，仍然将头转向妈妈，妈妈就指着爸爸，告诉宝宝："鸭子在那儿呢，在宝宝的左边哦。"爸爸也跟宝宝说："宝宝看左边，鸭子在左边。"

情绪社交能力游戏：亲亲妈妈

游戏目的

增强亲子关系，促进宝宝与他人交往的能力。

游戏准备

无。

游戏方法

① 当妈妈下班或从外边回来后，家里的照料者要抱着宝宝迎上去，并告诉宝宝"妈妈回来了，宝宝看，妈妈回来了"。让宝宝亲一下妈妈后再将宝宝交给妈妈。

② 妈妈接过宝宝后，要对宝宝说："宝宝，叫妈妈"。同时耐心地教宝宝发出"妈"的音节。

Tips

多与宝宝对话

父母要利用一切机会，与宝宝亲切对话，为宝宝创造良好的生活氛围。在与宝宝交谈的过程中，还能增强与宝宝之间的感情，使宝宝乐于与他人交往。

网络热点难题解答

如果推迟了某种疫苗的接种，以后的接种是否都要推迟？

梁大夫答

以后接种的疫苗要顺延向后推迟。如果和某种疫苗时间上重合了，医生会根据相碰的疫苗种类，判断是否可以同时接种；或者先接种一种，另一种间隔一段时间，这都需由预防接种的医生根据具体情况决定。

正好到了预防接种的时间，宝宝生病了，怎么办？

梁大夫答

如果宝宝仅仅是轻微的感冒，体温正常，不需要服用药物，特别是没有服用抗生素，可以咨询医生，确定是否可接种疫苗。如果有发热，或感冒情况比较严重，必须用药，则要暂缓接种，向后推迟，直到病情好转。

出差一周，要怎么继续背奶啊？

梁大夫答

如果客观条件允许，短时间出差还是可以继续背奶的。如果出差地有冰箱，也有足够的储奶瓶，那么就可以和平时一样储奶。如果觉得奶量大，储奶瓶不够用，储奶袋也是不错的选择。如果条件不允许，那就尽量多吸奶排空，不要让乳腺管堵塞，以免影响泌乳量。

Part 5 4~6个月的宝宝

宝宝从5个月开始，晚上睡1~2小时就一醒，醒来后闭着眼睛哭闹，抱起来安抚也没什么用，只能给喂奶，怎么办？

梁大夫答

　　这是由于当初没给宝宝建立好入睡的习惯，宝宝养成了倚赖妈妈乳头入睡的习惯。这种情况下，如果宝宝已经吃饱了，也不是尿了或大便了，就不要通过喂奶安抚睡觉。建议从现在开始，最好夜间由爸爸来安抚，这需要家长的决心和耐心。

冬天很冷，是不是不用外出活动了？

梁大夫答

　　即使到了冬季，只要天气晴朗，风不大，还是可以在中午带宝宝到户外活动2小时左右的。半岁后，宝宝从母体中获得的抗体会慢慢消失，如果不加紧锻炼，让宝宝自身产生抗体，来适应气候的变化，就难以抵御病毒细菌的侵袭。冬天户外活动能增强宝宝呼吸道耐寒能力，对预防呼吸道疾病有积极作用。

宝宝出生在了炎热的夏季，如何防痱子和红臀？

梁大夫答

　　4~6个月的宝宝已经不像前几个月那样，出现淹屁屁或皮肤褶糜烂了，也不容易长很多的眼屎和很严重的痱子了。这时宝宝一天可以洗几次澡，不用尿布，仅仅穿个肚兜，光光的坐在凉席上，凉席上要铺一层棉布单，如果不铺，要保证凉席上没有刺。

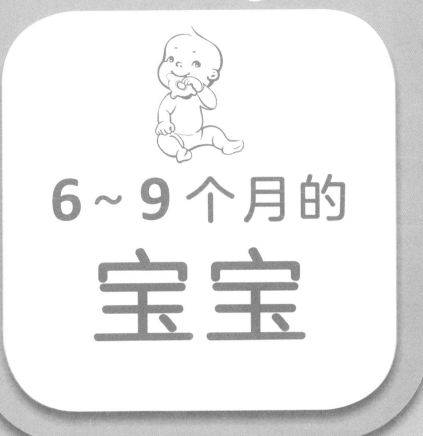

Part6

6~9个月的 宝宝

宝宝已经开始出牙了，胃肠道的发育也开始成熟，这时候妈妈应该给宝宝添加一些煮熟、煮软的半固体或固体食物。宝宝"喜新厌旧"的速度开始加快，喜欢新的刺激，遇到感兴趣的物品就会试图把它打开看个究竟，还可能用其他东西打击它。对曾经见过但现在不在眼前的东西也有了记忆。

身心发展

身高体重

9 个月	男宝宝	女宝宝
身长	65.2~80.5 厘米	63.7~78.9 厘米
体重	6.67~12.99 千克	6.34~12.18 千克
头围	41.5~49.4 厘米	40.5~48.2 厘米
新本领	身体能自如翻滚；能用手抓东西吃；可以自己拿着奶瓶喝奶；扶站在大人的膝盖上能蹦跳起来，腿部更有劲儿了	

　　这个时期的宝宝运动能力和智力的发育非常迅速，能坐、会翻身，有的甚至可以爬行，会主动找认识的大人玩；喜欢吃各种食物且食量有所增加；由于外出机会增多，而从妈妈那里得来的免疫力快没了，因此，容易伤风感冒。

好爸爸微课堂

宝宝最需要的是快乐

　　爸爸为宝宝东奔西走，忙前忙后，照顾着宝宝的吃喝拉撒、高矮胖瘦、一举一动。实际上，这些都是宝宝生长发育中不可缺少的哺育，可大多数的爸爸往往会忽视。那么最应该给宝宝的是什么？宝宝最应该得到的是什么？最需要的是什么？实际上，宝宝最需要的是快乐，多给宝宝些自由时间，多些自然的养育，多些宝宝自己的选择，多和宝宝玩就是最大的爱。

综合能力

● 动作发育

宝宝坐的姿势越来越成熟，时间也越来越长久。爬行的时候两只小手在前面撑着，两只小腿在后面使劲地蹬，平衡能力越来越强，可以爬到地点后自己坐起来。这时宝宝还可独自扶着家具站立起来，但可能会因站不稳而摔倒，需要父母看管。宝宝的动作已经有很大的灵活性了，能够很频繁地手抓东西往嘴里放，因此，不要在宝宝身边放带有危险性的物品。

● 语言发育

这时宝宝已经学会了一些简单的词语，比如"妈妈""爸爸""拜拜"等。这时父母应该多用准确而又易懂的语言和宝宝说话，宝宝在反复观看和倾听父母说话，可以逐步建立动作与词语的联系。宝宝在不满时会发出"咕咕"的愤怒声，已经可以理解"好乖"等赞扬的话，并表现出高兴或委屈的表情。

● 心理发育

宝宝能够明确地表示自己的意愿，不高兴时会用噘嘴、摔东西来表达内心的不满；照镜子时会用小手拍打镜中的自己；经常会用手指向室外，表示内心向往室外的天然美景，示意大人带他到室外活动。这时宝宝认人的能力更强了，看见熟悉的人会用笑声表示认识他们，看见亲人想让他们抱。新鲜的事物会引起他们的好奇和兴奋，如果拿走自己喜欢的玩具，宝宝会大哭大闹。现在是培养宝宝独立性的好时机，父母应该随时随地教宝宝做一些力所能及的事情，培养宝宝的自理能力。

Tips

宝宝惊厥要及时送医

如果宝宝出现惊厥应立刻去医院，特别是第一次惊厥或痉挛发作。如果宝宝有惊厥史，父母比较有把握，则无须太担心，可在保证宝宝安全的情况下等待惊厥结束。如果宝宝惊厥发作次数增多，或者出现烦躁、神志不清等状况，则要立即送医。

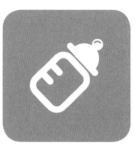

科学喂养

宝宝在这时候对食物可能表现出挑挑拣拣，这是一种无意识、无目的的行为，在一定的程度上包含着游戏的成分。如何才能让宝宝吃好呢，辅食应该怎么辅加，是自己做还是选成品好呢？

增加辅食是这一时期的饮食要点

宝宝从第 6 个月开始，喂奶的次数应逐渐减少，可以从 3 次减到 2 次。在断奶前，应让宝宝有一个适应的过程。开始时每天先少喂 1 次母乳或配方奶，代以其他辅食，在之后的几周内慢慢减少喂奶次数并增加辅食，逐渐将辅食作为主食，直至最后断掉母乳。

● 辅食一天 3 次，每次 120 克左右

根据宝宝的能量需要，给宝宝喂辅食可以逐渐过渡到一天 3 次，每次的量可以增加到 120 克，食物也应该更黏稠。

● 辅食的种类可以多种多样

宝宝的辅食可以是多种多样的。主食有面条、粥、馄饨、饺子、包子、米饭和馒头等。只要宝宝能吃、喜欢吃就可以，米饭要做得软烂一点。副食可以有各种蔬菜、鱼、蛋、肉（猪肉和鸡肉），肉必须做成肉末，至少也要剁得像肉馅那样碎。

0 ~ 1 岁新生儿婴儿养护

注意锻炼宝宝的咀嚼功能

母乳或配方奶都是液态的食物，基本不需要咀嚼，这样宝宝的咀嚼功能得不到锻炼，及时添加辅食，可以提升宝宝的咀嚼功能，为以后吃饭打下良好的基础。另外，随着宝宝的长大，宝宝需要用齿龈去咀嚼一些食物，及时添加辅食有利于宝宝牙齿的萌出。

● 适量增加半固体食物

宝宝进入了萌牙期，可以逐渐增加一些半固体食物，不必一味地将食物剁碎、研磨。这样，不但能锻炼宝宝的咀嚼能力，还可以帮助他们在吃饭的同时进行磨牙动作，促进牙齿发育。而且宝宝进行咀嚼运动还有助于大脑血液循环，促进大脑发育。

高效育婴技巧

根据宝宝的情况添加辅食

此时宝宝辅食添加的方法，要根据辅食添加的时间、量，宝宝对辅食喜欢程度，母乳的多少，宝宝睡眠等情况灵活调整。

- 宝宝已经习惯辅食。按照现有的辅食添加习惯继续添加，只要宝宝发育正常，暂时不需要进行调整。
- 吞咽半固体食物有困难的宝宝此时要改为流质辅食。
- 半夜哭着要吃奶的宝宝，这时就要及时给宝宝吃奶，否则会让宝宝成为"夜啼郎"。
- 吃辅食较慢的宝宝，不要增加辅食的次数，尽快调整辅食喂养方法。

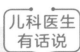

宝宝用牙床咀嚼会妨碍长牙吗

宝宝出生5~6个月后，颌骨和牙龈已经有所发育，能够咀嚼半固体或软软的固体食物。宝宝乳牙长出来后，咀嚼能力会进一步增强，此时应当适当增加食物的硬度，让其锻炼咀嚼功能，是对牙齿和颌骨的正常发育有利的。因此，宝宝用牙床咀嚼食物，不但不会妨碍长牙，还能提高宝宝的咀嚼功能，促进牙齿发育。

自己做辅食还是选成品

● 辅食最好还是自己做

家长最好还是自己做辅食，这样不仅新鲜，而且也放心。给宝宝添加辅食时，妈妈要慢慢增加新的食物品种。需要注意的是，奶和辅食最好分开吃，最好在奶前加辅食，没吃饱可补喂奶，辅食加得足够多，可减一次奶。1岁前的宝宝每天的奶量建议保证在800~1000毫升，以满足生长的需要。

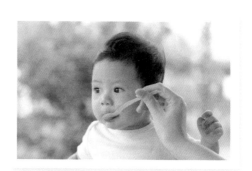

● 慎重对待市场上的宝宝辅食

市面上销售的婴儿食品有小罐头、鸡肉松、鱼肉松、菜泥等，这些半成品或成品都非常方便，但并不是宝宝的最佳辅食，妈妈自己做的辅食才是最佳选择，当然也不是完全不能购买，注意品质即可。

● 现做现吃

隔顿食物在味道和营养上都大打折扣，还容易被细菌污染，所以不要让宝宝吃上顿剩下的食物。为了方便，可以在准备生的原料如菜碎、肉末的时候，一次多准备些，再根据宝宝的食量，用保鲜膜分开包装后放入冰箱保存，需要注意，这样处理过的原料不要放太长时间。

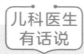

儿科医生
有话说

给宝宝吃肉了吗？再不吃就晚了

红肉中不仅富含胆碱及铁，而且吸收率很高，宝宝6个月后就可以添加肉泥，以满足对铁的需求。以前有一些老观念，认为肉类不好消化，要8个月以后再添加，但其实那时添加已经晚了。

0~1岁新生儿婴儿养护

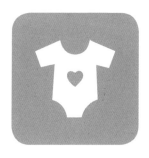

日常护理

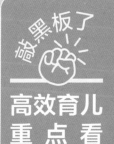

现在的宝宝对看到的东西已经具有了直观思维的能力，宝宝需要稳定的照料。如果要出去游玩等，就要给宝宝挑选安全座椅，这个可不能大意。宝宝已经能听懂父母对他表示赞扬或批评的语言，并能逐渐用手势表示语言，还会经常流口水，真是可爱又让人操心。

挑选安全座椅有讲究

宝宝的大脑处在生长发育的重要时期，需要特别加以保护。因此，选的头枕最好要舒适、防撞。

椅背最好有防撞层，并且可以调节成不同的倾斜角度，来适应宝宝睡眠、玩耍等不同的状态。安全带及锁扣等部件的细节处理都要考虑到宝宝的舒适和安全。有些锁扣能显示安全带是否已经安装牢固，防止成人因一时疏忽造成安全隐患。

● 1 岁以内的宝宝一定要选购可反向安装的座椅

1 岁以内的宝宝要使用反向安装的座椅，1~3 岁的宝宝也应尽可能坐在反向安装的安全座椅内，直至他们超过座椅生产商所允许的身高或体重限制。因为这是保护宝宝安全的最佳方式，在出现事故的时候冲击力总是朝向车头的，反向安装的安全座椅可以让宝宝的背部与安全座椅靠背充分接触，最大限度地分散冲击力，保护好宝宝的脊椎和头颈。

宝宝老是流口水怎么办

● 原因

宝宝流口水，大多属于正常的生理现象。新生儿中枢神经系统和唾液腺的功能尚未发育成熟，因此唾液很少。宝宝3个月时唾液分泌渐增，个别宝宝分泌能力较强，会开始流涎。6～7个月时，宝宝乳牙萌出，会刺激三叉神经，增加口水分泌，加上小儿口腔容量小，不会吞咽、调节口腔内的口水，流涎的现象会更为明显。随着宝宝的生长发育，生理性流涎会自然消失。但是，唾液分泌功能亢进、脾胃功能失调、吞咽障碍、脑膜炎后遗症等所引起的病理性流涎需要引起妈妈的重视，尽早治疗。

● 饮食调养方

1.脾胃积热的宝宝应选择清热养胃、泻火利脾的食物，如绿豆汤、丝瓜汤、芦根汁、雪梨汁、西瓜汁等。

2.宝宝6个月后，啃点磨牙饼干能减少萌牙时牙龈的不适，减少流口水，还能刺激乳牙尽快萌出。

● 推荐食谱

西瓜汁

材料 西瓜200克。

做法

❶ 将西瓜去皮、子，切成小块。

❷ 将切好的西瓜置于榨汁机中，打成汁即可。

0～1岁新生儿婴儿养护

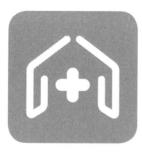

家庭诊所

随着活动能力的增加，宝宝接触疾病的机会也在增加。因此，这个时候的爸爸妈妈要提防宝宝常见疾病的发生，像鹅口疮、蚊虫叮咬等，应该懂得这些常见问题的防治方法。家中也最好常备小药箱，以备不时之需。

宝宝患鹅口疮怎么办

鹅口疮又称"雪口病"，是婴儿期比较常见的一种口腔炎症，由白色念珠菌感染所引起，多见于营养不良、体质虚弱、慢性腹泻的宝宝。

● 患鹅口疮了，有哪些表现

宝宝患了鹅口疮通常会出现以下症状：

1.口腔内壁充血发红，有大量白雪样的柔软小斑点，不久即可相互融合为白色或乳黄色斑块。

2.严重时宝宝爱啼哭，烦躁不安，胃口不佳，哺喂困难。

● 如何分辨鹅口疮和奶块

鹅口疮和奶块都是白色的，不太好分辨。其实，区分的方法很简单，找一根小棉签，擦拭白色斑迹，如果很容易擦掉且擦后口腔黏膜完整光滑，就能判断这是奶块；如果擦不掉，就有可能是鹅口疮。

2 种奶具消毒法，减少附着的白色念珠菌

煮沸消毒法

水要完全淹没奶具，玻璃奶瓶和冷水一起煮沸，水烧开 5 分钟再放入奶嘴、瓶盖等塑料制品，再煮 5 分钟关火，自然晾干，尽量不用洗涤剂。

微波炉消毒法

奶瓶加入七成满的水，用保鲜膜包好，将奶嘴、瓶盖放入有水的容器中，用微波炉加热 1 分钟左右即可。

用药物治疗

确认宝宝患了鹅口疮后，应在医生指导下用制霉菌素甘油进行治疗，每天涂抹口腔 3 次，最好在两次喂奶中间，务必涂到所有口腔黏膜，不仅限于鹅口疮患处，痊愈后再多涂 2~3 天。

患鹅口疮，生活上要注意

患鹅口疮期间最好停用安抚奶嘴，也可借此期间戒掉该习惯，否则会刺激病灶，使病程延长。

不少爸妈想要早早擦掉感染的白色斑块，有的用毛巾擦，有的用棉签搓。但即使擦掉白斑，真菌仍然存在，之后还会繁殖。而且用力擦拭，还会造成出血，引起继发感染。因此，不要着急擦拭白斑，慢慢等药物起效。

涂药后不要立刻喂奶，会影响药效，最好在喂奶的两餐之间涂抹药物。

> **儿科医生有话说**
>
> **要注意治疗的疗程**
>
> 大部分宝宝的鹅口疮用药不久就会好转，不少爸妈考虑到药物的毒副作用，会擅自停药，这是不对的。这时虽然白斑没有了，但白色念珠菌尚未完全清除。因此，即便看起来好了，仍需要继续抹药。一般来说，鹅口疮痊愈需要 7~14 天，或病灶完全消失后 2~3 天。

远离鹅口疮，注意预防

1. 宝宝的奶瓶、奶嘴、碗、勺要专用，每次用完后需消毒。

2. 哺乳期的妈妈应注意清洁乳晕、乳头，并且要经常洗澡、换内衣、剪指甲，抱宝宝时先洗手。

3. 每次给宝宝喂完奶后，再喂些温水，以冲净口腔内残留的奶汁，防止真菌生长。

4. 被褥要经常拆洗、晾晒，洗漱用具要和大人的分开，并定期消毒。

5. 带宝宝进行适当的户外活动，提高抵抗力。

如何应对辅食过敏

宝宝过敏会发出哪些信号

宝宝过敏可能会出现恶心、呕吐、腹泻等胃肠道症状，也可能出现湿疹、瘙痒、荨麻疹、水肿等皮肤症状，或是出现喷嚏、喘鸣等呼吸道症状。爸爸妈妈要多观察宝宝的身体变化，一旦发现过敏，要立即停止食用可能引起过敏的食物。

预防婴幼儿过敏最有效的方法

1. 母乳喂养。2 岁以内的宝宝建议母乳喂养，因为母乳喂养可避免婴儿过早摄入异种蛋白，减少过敏原的刺激，有利于建立健康的肠道微生态环境。

2. 奶粉最好选水解蛋白配方。当宝宝对普通配方奶适应不良且妈妈确实母乳不足时，应选择水解蛋白配方奶喂养至少半年以上，能起到预防过敏的作用。

3. 补充益生菌，最好将食物煮熟煮透。益生菌主要包括双歧杆菌和乳酸杆菌，能改善肠道微生态环境，调节宝宝免疫功能、提高肠道黏膜对过敏物质的抵抗力，起到预防过敏的作用。食物煮熟煮透对过敏也有很好的预防作用。

4. 在宝宝 2 岁之前，家长要做好食物日记。

如何处理宝宝烫伤

在洗澡、喝水的过程中，时常会出现因为父母的操作不当，或者宝宝乱动而导致烫伤的发生。宝宝烫伤不要慌张，及时采取应对措施。

应对方法

- 切忌胡乱扯下患儿的衣服，这样会增加衣物对烫伤表皮的摩擦，加重皮肤烫伤的损害，甚至会将受伤的表皮拉脱。可以拿剪刀将衣物剪开。
- 如果是面积不大的肢体烫伤，可用冷水冲淋 20~30 分钟，这样可以减轻损伤和疼痛；如果是其他部位的烫伤，也可用冷毛巾敷于创面，但切忌摩擦创面。因为用冷水处理创面可以带走烫伤皮肤内残存的热量，减轻进一步的热损伤，使创面迅速冷却下来。
- 凉水冲过后用干净的毛巾或床单吸干伤口部位，可涂些烫伤膏。创面过大，应立刻送往医院诊治。

蚊虫叮咬怎么办

新陈代谢快的人容易被蚊虫叮咬，因此小宝宝易遭蚊子袭击。大部分蚊虫叮咬都不严重，一般在 2 ~ 3 天内会自行好转，但有的蚊虫叮咬会出现严重的过敏反应，有时还会危及生命，那么如何预防宝宝被蚊虫叮咬呢？

● 什么情况要带宝宝就医

1 ▶ 叮咬局部明显肿胀及疼痛。

2 ▶ 荨麻疹及全身痒。

3 ▶ 耳朵及嘴唇严重肿胀。

4 ▶ 突然出现呼吸急促，喘息，呼吸困难。

5 ▶ 无力甚至失去意识。

当宝宝出现上述严重的过敏反应时，就应立即去医院。

如果蚊虫叮咬的症状在 48 小时还未好转或局部出现感染，比如红肿、刺痛或出现化脓、发热，也需要带宝宝去看医生。

● 科学护理

1 ▶ 用毛巾对叮咬部位进行冷敷。可以把沾湿的毛巾放入冰箱冻一会再冷敷，或按压叮咬处。

2 ▶ 可用炉甘石洗液涂抹叮咬处。

3 ▶ 剪短宝宝指甲，避免宝宝抓搔感染。

● 预防蚊虫叮咬的措施

1 ▶ 当宝宝外出玩时，特别是晚上，尽量让宝宝穿轻薄的长衫和长裤，以减少宝宝的皮肤裸露。

2 ▶ 尽量不要给宝宝用香皂、香波或其他有强烈气味的物品，因这些容易招引来蚊虫。

3 ▶ 室内尽量不要存放开封的零食或饮料，最好把这些食物放入冰箱，因为这些食物易招引蚊虫。

4 ▶ 给宝宝用儿童专用的驱蚊药，且注意正确使用。

家庭常备小药箱

● 家庭常备外用药

药物名称	用途
创可贴	用于轻伤口的包扎止血
"好得快"喷雾剂	用于轻微（无伤口，但稍有红、肿、痛）的扭伤
碘伏、双氧水、酒精等	主要用于清洁、消毒伤口，避免感染
凡士林、宝宝油、红霉素或金霉素眼膏	不仅能用于眼病，还可用于口唇疱疹、鼻腔干燥等
开塞露、软便剂	临时通便
痱子洗剂、尿布疹膏、鞣酸软膏、硝酸软膏	皮肤斑疹，局部用
宝宝金水、十滴水	夏季祛痱消暑用

● 家庭常备内服药

类别	药物列举
感冒药	感冒清热冲剂、板蓝根冲剂、藿香正气胶囊、双黄连冲剂、小儿速效感冒片
退烧药	解热止痛片、复方阿司匹林片、小儿退热口服液、泰诺口服液、小儿退热栓
止咳化痰药	小儿止咳糖浆、伤风止咳糖浆、蛇胆川贝液、小儿珍贝散
助消化药	小儿消食片、多酶片、乳酶片
消炎药	阿莫西林粉剂、罗红霉素
维生素类药	维生素 C、维生素 B_2
补钙药	浓鱼肝油滴剂、维生素 AD 滴剂、龙牡壮骨冲剂

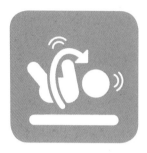

感统训练

高效育儿
重点看

宝宝会坐和爬了，手指更为灵巧，可以拿住细小的东西；开始理解成人简单的语言意义，能按成人简单的命令行动。做游戏是宝宝开发潜能的最佳方法，爸爸妈妈平时可以多和宝宝做一些小游戏，来开发宝宝的潜能。

宝宝大运动发展：爬

在这个阶段，宝宝需要学习爬行，爬行能促进宝宝身体的生长发育。在爬行的过程中，要让宝宝的头颈抬起来，胸腹离地，用四肢支撑身体的重量，这样能锻炼宝宝腹背部和四肢的肌肉，促进骨骼生长。

● 爬行训练的三个步骤

1. 先练习用手和膝盖爬行

当宝宝的两条小腿具备了一定的交替运动能力后，可在宝宝前面放一个吸引他的玩具。宝宝为了拿到玩具，很可能会使出全身的劲儿向前匍匐爬行。开始时，宝宝可能会后退，爸爸妈妈要及时用双手顶住宝宝的双腿，使宝宝得到支持力而往前爬行，这样慢慢宝宝就学会了用手和膝盖往前爬。

2. 再用手和脚爬行

待宝宝学会用手和膝盖爬行后，可让宝宝趴在床上，用双手抱住他的腰，把小屁股抬高，使得两个小膝盖离开床面，小腿蹬直，前面用小胳膊支撑着，轻轻用力把宝宝的身体前后晃动几十秒，然后放下来。每天练习 3~4 次能提高宝宝手臂和腿的支撑力。

当宝宝的支撑力增强后，稍用力些慢慢用双手抱住宝宝的腰，来促使宝宝往前爬。一段时间后，可根据情况试着松开手，用玩具逗引宝宝独立向前爬。

3. 尝试独立爬行

家长先整理出一块宽敞干净的地方，收起一切危险物品，四处随意放一些玩具，任宝宝在地上抓玩。最好让宝宝在自己的视线范围内活动，以免出现意外。

高效育婴技巧

培养宝宝吃饭、睡觉的习惯

从这个时期开始，应该重视培养宝宝吃东西、睡觉等基本的生活习惯。这时，即使宝宝还不能自己吃饭，也要让宝宝洗干净手，坐在一张高椅子上，围在桌边高兴地与家人一起吃饭。吃饭时，家人要情绪愉快，表现出旺盛的食欲，带动并引导宝宝吃为他准备的各种食品，逐步培养宝宝良好的吃饭习惯。对于那些需要抱着或含着妈妈乳头睡觉的宝宝，需要加强培养，睡觉之前给宝宝讲故事、唱歌或听音乐，是培养宝宝养成独自睡觉习惯的好方法。

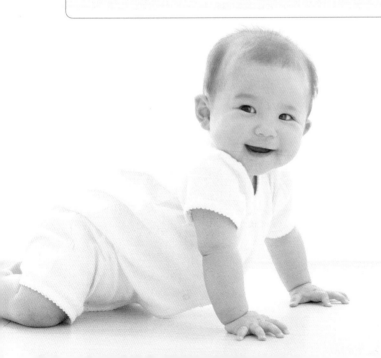

宝宝精细动作能力发展

宝宝到这个阶段时，精细动作已经做得比较好了，要多加锻炼。宝宝能用食指、拇指捏起小球，会用手挑选自己喜欢的玩具，还会独自吃饼干。这时宝宝能主动放下或扔掉手中的物体，而不是被动地松手。宝宝的手眼协调性也有了很大变化，手眼能联合行动，不论看到什么都喜欢伸手去拿，能将小物体放到大盒子中，然后再拿出来。

● 精细动作能力游戏：对敲、摇动玩具

游戏目的

培养宝宝手的灵活性，开发手的功能。

游戏方法

❶ 可以给宝宝两块较大的积木或两种材质的小玩具，让宝宝一手拿一个，然后鼓励宝宝两手对敲玩具，或用一只手中的玩具去击打另一只手中的玩具。

❷ 还可以给宝宝拨浪鼓或铃鼓，鼓励宝宝摇动，发出悦耳的声音。

● 精细动作能力游戏：抓飞碟

游戏目的

培养宝宝手眼协调能力和捏取东西的能力。

游戏方法

❶ 准备一些扔向空中能缓缓落下的东西，如丝巾、小手绢、气球等。

❷ 妈妈和宝宝坐在地板上，将丝巾等东西扔到空中，并开心地喊："飞碟飞起来了。"

❸ 当丝巾落下时，举起胳膊去抓握，并喊："飞碟降落喽，宝宝快来抓住啊！"抓住后可以再扔出去。

早期教育与认知能力训练

● 语言能力训练

宝宝的能力特点： 宝宝此时会模仿听到的声音，并用语言来表达，虽然可能是模仿动物的叫声或玩具所发出的声音，也不能模仿得一模一样。不过宝宝到了这个阶段，很少会发出自己生活中不存在的语音或声音了，多是发出一些很熟悉的音节，并模仿咳嗽声、舌头咔嗒声或咂舌声，且经常对熟悉的人发音。宝宝最爱模仿爸爸妈妈的话语，这种模仿发生在宝宝还不能正确发音的时候。

训练要点： 坚持与宝宝多说话，教宝宝唱儿歌，让宝宝感受儿歌的韵律和节奏，增强宝宝对语言的记忆能力，重复训练宝宝发出音节。叫宝宝的名字，让宝宝从很多人的名字中辨识出自己的名字。

● 情绪培养与社交能力训练

宝宝的能力特点： 宝宝愉快时能主动与大人交流，并且会发出类似"爸爸""妈妈"的叫声，以引起他人的注意。见到爸爸妈妈或其他经常照料他的人时，宝宝会主动要求抱抱。然而，对于陌生人的反应则有明显的害怕、焦虑、哭闹等行为。

训练要点： 可以通过两种方法来培养宝宝的社会交往能力，包括寻找爸爸妈妈，跟爸爸妈妈玩藏猫猫的游戏，或者教宝宝玩寻找玩具的游戏。可以让宝宝玩一会儿玩具，然后当着他的面把玩具藏起来，露出一小点儿，引诱他来找。

宝宝可拿起电话找妈妈或爸爸，提高、培养其社交能力。也可以让宝宝用手指摁电话号码，锻炼宝宝的手指协调能力

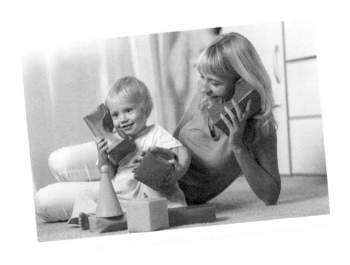

亲子游戏

● 身体游戏：坐稳

游戏目的

训练宝宝往左右转身或前倾后仍能坐稳的能力。

游戏准备

玩具，如拨浪鼓等。

游戏方法

❶ 当宝宝已经能坐稳，并能用双手拿玩具而不必再用手支撑身体后，妈妈可从宝宝的左或右给宝宝送去一个玩具，训练宝宝接过玩具后仍能坐稳。

❷ 在宝宝的后方同宝宝说话，让宝宝把身体转到一侧，训练宝宝在这种体位下能坐稳的能力。

❸ 把玩具推到宝宝前方，让宝宝前倾来拿玩具，然后再坐稳。

● 认知游戏：藏猫猫

游戏目的

让宝宝认识更多的物品。

游戏准备

玩具、奶瓶等宝宝常用的物品。

游戏方法

❶ 爸爸藏在妈妈身后，妈妈对着宝宝说："爸爸哪里去了？"宝宝会到处搜寻，爸爸突然出现了："爸爸在这里呢！"

❷ 妈妈可以把玩具、奶瓶等物品藏到身后，让宝宝寻找。

好爸爸
微课堂

学动物叫

爸爸可以用夸张的表情，模仿小动物的叫声给宝宝听。在模仿小动物叫声的同时，也可以模仿小动物的动作，这样更能引起宝宝的注意。这种游戏不仅是锻炼宝宝说的能力，还能帮宝宝更好地认识各种动物。

宝宝睡觉仰卧好，还是俯卧好？

梁大夫答

仰卧和俯卧各有利弊。仰卧是有利于肌肉的放松，也不会使内脏器官受压，但有可能溢奶，导致误吸。俯卧式睡姿可增加宝宝头部、颈部和四肢的活动，并能促使心肺等器官功能的作用，但可能发生猝死。其实，宝宝的睡姿顺其自然最好，但不要长时间一个姿势，可以经常调整睡姿，以免睡成偏头。

宝宝7个月了，纯母乳喂养，但到现在都不吃辅食，怎么办？

梁大夫答

不要断母乳，不过现在一定要给宝宝添加辅食了，否则太晚会影响其发育，还会更加拒绝辅食。每次喂辅食，哪怕只喂一小勺，只要开始了，宝宝就会慢慢习惯。

宝宝8个月了，不会翻身，但能坐，扶着站立时只有脚尖着地，正常吗？

梁大夫答

宝宝站立时，如果是脚尖着地，说明宝宝还不具备站立的能力。所以不建议让宝宝过早站立，否则对宝宝脚弓、下肢肌肉发育不利。应该多让宝宝趴着，可以训练宝宝爬行，宝宝学会爬之后，就会逐渐会坐、会站、会走了。

Part 6 6~9个月的宝宝

宝宝 7 个月, 现在老爱吃衣服, 是缺什么微量元素吗? 需要去医院吗?

这个时期宝宝口欲强烈, 对外界的物体都喜欢用嘴去探索, 什么都想拿过来吃一吃, 这并不是一种病态的行为, 不用去医院, 也和缺乏微量元素没有什么关系。建议家长可以买婴儿磨牙棒或磨牙玩具, 让宝宝通过啃咬缓解出牙不适, 度过口欲期。

宝宝 8 个月, 现在明显感觉到母乳不够吃, 想给她断母乳, 可他就是不喝奶粉, 怎么办?

梁大夫答

不建议断母乳, 即使母乳不够吃也应该继续喂母乳, 在喂母乳的同时添加奶粉。母乳中的营养是任何奶粉不能比的。通过断母乳的方式让宝宝习惯奶粉, 很容易造成宝宝营养不良。所以最好是先从少量奶粉加起, 让宝宝逐渐熟悉奶粉。

宝宝 8 个多月, 验血为轻度贫血, 让吃猪肝, 请问食补要注意什么?

梁大夫答

宝宝轻度贫血可以多给吃一些富含铁的食物, 如动物血、动物肝等, 不过不能吃过量, 每周吃 1~2 次, 每次不超过 30 克即可。红枣、红豆的补铁效果并不是很好, 所以不建议多吃。肉类中补铁效果最好的是牛肉, 可以给宝宝吃点牛肉。

0~1 岁新生儿婴儿养护

Part 7

9~12 个月的
宝宝

现在宝宝能够咀嚼较硬的食物了。妈妈可以给宝宝在辅食中加入一些较硬的粗粮、蔬菜和水果颗粒，以锻炼宝宝的咀嚼能力。宝宝的胃口也增大了，妈妈需要在三餐之间给宝宝加一些小点心。宝宝更活泼了，能够扶着栏杆等东西站起来扶着走，发育快的宝宝此时已能单独站稳了，也越来越淘气，大人要更加关注宝宝的活动，以防发生意外！

身心发展

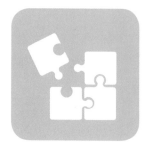

身高体重

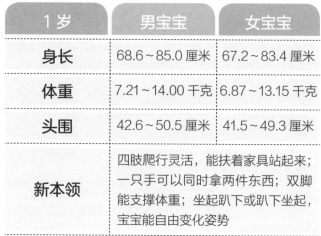

1 岁	男宝宝	女宝宝
身长	68.6~85.0 厘米	67.2~83.4 厘米
体重	7.21~14.00 千克	6.87~13.15 千克
头围	42.6~50.5 厘米	41.5~49.3 厘米
新本领	四肢爬行灵活，能扶着家具站起来；一只手可以同时拿两件东西；双脚能支撑体重；坐起趴下或趴下坐起，宝宝能自由变化姿势	

　　宝宝总是处于生长发育的动态变化之中。生长是指量的增加，如宝宝的身长、体重的增加，心脏、肝脏等器官的增大；而发育是指质的变化，如宝宝的语言表达能力越来越强，说话也越来越流畅，脑子越来越聪明，人越来越懂事，越来越成熟。宝宝每天的活动是很丰富的，在动作上从爬、站立到学行走的技能日益增加，好奇心也随之增强，像一位探索家。

综合能力

● 动作发育

宝宝坐、爬能力已经很好，此时，开始蹒跚学步了，可以自由地爬到想去的地方玩耍。宝宝的拇指和食指已能协调地拿起小的东西，已经学会招手、摆手等动作。还喜欢模仿成人的举动，不愉快时就会表现出很不满意的表情。任何新奇的东西都可能引起他的强烈兴趣，也开始变得非常顽皮，会故意把东西随处抛落，让大人成天跟在他身后。

● 语言发育

10个月的宝宝已经可以说出"饭""吃"等简单词语，并喜欢不停地重复，就像在咿呀地学说短句，能够有意识地说"爸爸""妈妈""奶奶""娃娃"等，还会使用一些单音节动词如"拿""给""掉""抱"等。此时他的发音还不太准确，常常说出一些莫名其妙的词语，或用一些手势动作来表示。如果妈妈把耳朵凑近，宝宝会喜欢发出"咯咯""嘶嘶"等有趣的声音。

心理特点

宝宝已经有了初步的自我意识，不愿妈妈抱其他宝宝。能够理解简单词语的意思。这时的宝宝常常会自言自语地说些别人听不懂的话，对爸爸妈妈表现出依恋的情绪。能够区分自己的动作和动作对象了，可以从中认识到自己与事物的联系，这是宝宝自我意识的最初表现。这时的宝宝有了明显的记忆力，现在也是培养宝宝独立性的好时机，父母应该随时随地教宝宝做一些力所能及的事情，以培养宝宝的自理能力，让宝宝早日摆脱依赖父母的心理。

有的宝宝会有目的地扔玩具，大人在桌子上摆好玩具，宝宝在玩玩具时会故意把玩具扔在地上，希望大人帮他捡起，然后他还会将玩具扔在地上，宝宝会在这个过程中来体会自己的行为与表现，并从中得到快乐。大人不要认为宝宝在搞破坏或制止，可以陪着宝宝一起玩。

这时，宝宝的心情开始受妈妈的情绪影响，妈妈若轻松快乐，宝宝也会显得非常兴奋；如果妈妈心情沮丧，宝宝也会不高兴。现在的宝宝已经显示出很强的占有欲，不愿与同伴分享同一样物品，可以表达不要、再见等感情了。家长要注意观察宝宝的情绪，进行合理引导。

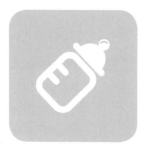

科学喂养

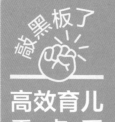

宝宝的饮食跟前一个时期也有了很大的变化。母乳已经不能满足其生长发育所需要的全部营养了，辅食所占的比重越来越大，可以让宝宝和大人一起吃饭。选好食物对宝宝的生长发育很重要，可以添加手指食物。

断母乳也要温柔，逐步减少喂母乳的时间和量，代之以配方奶和辅食，直到完全停止母乳喂养。

可以准备手指食物了

什么是手指食物

手指食物指在引入固体食物之后，宝宝可以自己用手抓取进食的食物，通常手指食物都是小块或小条的形状，以便宝宝抓握、咬食。手指食物并不局限于手指形状的食物，洋葱圈、水果块等都是手指食物。

手指食物的好处

控制咀嚼和吞咽节奏的能力 > 妈妈喂食会掌握节奏，宝宝吃自己亲手抓来的食物，需要自己学会有控制性的吞咽和咀嚼，否则会被呛到。

| 手、眼、口的协调能力 | > | 宝宝通过手抓食物，可以慢慢地学会根据食物的大小、软硬来思考怎么抓，如何放进嘴里等。 |
| 促进宝宝尽快自主吃饭 | > | 如果宝宝表现出想要抓大人碗里的食物，妈妈就可以为其准备一些手指食物了，这样有利于宝宝尽快自主吃辅食。 |

手指食物添加原则

大小易抓

开始给宝宝的手指食物大约是宝宝大拇指的大小，也就是豆粒那么大，逐渐切成小块或长条，可以根据宝宝的抓握能力调整手抓食物的形状。

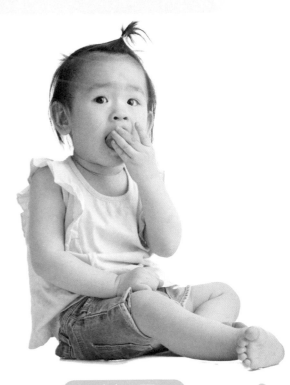

软硬适度

手指食物的软硬度以宝宝可以用牙龈磨碎为准，可以逐渐增加食物的硬度，这样有利于宝宝的口腔发育。

安全第一

质地硬且圆滑或者难以吞咽的小块食物不要给宝宝喂食，以免发生哽噎，这些食物有整颗的葡萄、整粒花生米等。宝宝进食时，一定要有父母在旁照顾，以免发生意外。

减少干预

宝宝刚开始吃手指食物时，一定会把周围的环境搞得一片狼藉。可以给宝宝穿上围兜，等宝宝吃完后一起打扫卫生。所以当宝宝进食时，不必太过干预。

宝宝的食物要细选

● 还不能直接喂大人的食物

此时的宝宝可以吃稀饭，也可以吃大部分食物。但是在喂的时候应选择味淡而不甜的食物，并做成宝宝容易咀嚼的软度和大小，不要直接喂大人吃的食物。

● 注意容易导致宝宝过敏和其他不良后果的食物

宝宝可以喂的食物越来越多，但仍有一些食物要注意，比如蜂蜜容易引起肉毒杆菌中毒；牛奶容易引发过敏反应，特别是过敏体质的宝宝增加牛奶时要特别注意；干果类食物有可能造成宝宝窒息，也不宜喂食。

● 注意给偏食的宝宝补充营养

随着越来越突显的个性，宝宝的饮食也越来越个性化：

- 有的宝宝能吃一儿童碗的饭。
- 有的宝宝只能吃半儿童碗的饭。
- 有的宝宝只能吃几勺饭。
- 有的宝宝很爱吃肉。
- 有的宝宝爱吃鱼。
- 有的宝宝喜欢喝奶。

这些都是宝宝的正常表现，父母要尊重宝宝的个性，不能强迫宝宝进食。食谱应当多样化，不爱吃的东西变换花样做，让宝宝喜欢吃。为了保证偏食宝宝的营养，在纠正宝宝偏食的同时，要注意补充相应营养：

- 不爱喝奶的宝宝，要多吃肉蛋类，以补充蛋白质。
- 不爱吃蔬菜的宝宝，要多吃水果，以补充维生素。
- 便秘的宝宝要多吃富含膳食纤维的蔬菜和水果。

儿科医生有话说

宝宝要避免接触的食物

爸爸妈妈在为宝宝准备食物时，一般应回避芥末、胡椒粉、姜、咖喱粉等辛辣调味料。

1岁以内，食物中不放盐、不放糖、不加蜂蜜。

宝宝不爱吃蔬菜怎么办

有的宝宝不喜欢蔬菜的口感和味道，这时候就需要爸爸妈妈花一些工夫让宝宝爱上蔬菜。

增加蔬菜种类

每天给宝宝提供3~5种蔬菜，并注意经常更换品种。如果宝宝仅仅拒绝吃某种蔬菜，可以试试换同类蔬菜（如不爱吃丝瓜可以改为黄瓜，不爱吃菠菜可以改为油菜等），还可以有意识地让宝宝品尝各种时令蔬菜。

改善烹调方法

宝宝的菜应该做得比大人的细一些、碎一些，同时要注意色香味。炒菜前可以把青菜用水焯一下，去掉涩味。一些味道比较特别的蔬菜，如茴香、胡萝卜、韭菜等，如果宝宝不喜欢吃，可以尽量变些花样，例如做成馅，让宝宝慢慢适应。

做好榜样

爸爸妈妈要带头多吃蔬菜，并表现出津津有味的样子。不要在宝宝面前挑食，否则宝宝会模仿。

多鼓励宝宝

告诉宝宝吃蔬菜和不吃蔬菜的后果，有意识地鼓励宝宝，可以给予一些奖励，如宝宝喜欢吃的食物或玩具等。

Tips

让宝宝爱上蔬菜的烹饪方法

1. 在宝宝最喜欢吃的菜中增加蔬菜的比例。
2. 做一些有趣的混合搭配。

儿科医生
有话说

不必遵守标准的饭量

宝宝的饭量要根据自身的消化能力和食欲来定。有的宝宝吃得多，有的宝宝吃得少，即便是同一个宝宝也会有的时候吃得多，有的时候吃得少，妈妈没必要太遵守标准的饭量。若宝宝已经吃饱了，千万不要追着宝宝喂饭。

如果要断奶，请温柔一点

很多妈妈准备在宝宝 1 岁以后断掉母乳，所以从现在就应开始有意减少母乳喂养的次数，如果宝宝不主动要，就尽量不给宝宝喂了。但是，如果不影响宝宝其他饮食的摄入，妈妈也还有奶水，母乳喂养可以延续到 2 岁。

宝宝到了离乳期，就会有一种自然倾向，不再喜欢吸吮母乳。妈妈如果乳汁较少，有的不用吃断奶药，宝宝不吃了，乳汁自然就没有了；如果乳汁较多，可能还需要吃断奶药。

在断不了母乳的情况下，是否要采取强制性的措施停止喂母乳？这就要看喂母乳是否影响宝宝吃代乳食品，如果宝宝虽然断不了母乳，但并不少吃代乳食品，喂他母乳也没关系。

如果母亲要离家打工、长期不在宝宝身边及母亲或宝宝生病而不得不断乳的情况出现时就要强制断乳。

● 断母乳并不意味着不喝奶

断母乳并不意味着不喝奶了。配方奶是宝宝补充钙质和蛋白质的重要食物，所以，配方奶要一直喝下去，即使过渡到正常饮食，这个月宝宝还应该每天喝 400～500 毫升的配方奶。

● 科学而温柔地给宝宝断奶

1.宝宝如果夜里醒来哭闹，象征性地喝几口奶后很快入睡，说明他不是饿醒的，而是对夜奶有依赖。此时，妈妈就可以准备断夜奶了。

2.断奶前，如果宝宝没有喝过配方奶，妈妈最好让其先熟悉、接受奶瓶。

3.第一次使用奶瓶，千万不能强求宝宝接受，可以装上母乳、温水或果汁，如果宝宝不喜欢，就立刻拿走，第二天再继续尝试。注意不要让宝宝产生强烈的反感时再拿走，否则宝宝接受起来会更加困难。

4.断奶前两天，每天用一次配方奶代替一次母乳。第三天起（根据宝宝接受情况，可以延迟一两天），2 次配方奶代替 2 次母乳。

5.断奶过程中，如果宝宝生病或长牙，可以暂缓断奶进度。

6.断奶过程中，妈妈乳房如果不是特别胀痛，最好别挤奶。涨奶比较厉害时，可稍微挤一些缓解即可。

0～1岁新生儿婴儿养护

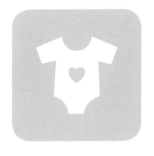

日常护理

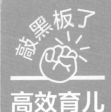

这个时期的宝宝开始学站及学走，一定要选择合适的袜子与鞋子。也可以开始让宝宝练习使用杯子了。此时的孩子越来越淘气，大人要一天到晚看着他，注意安全问题。

注意宝宝的安全问题

宝宝现在可以熟练地翻身，活动也越来越多，从现在开始，妈妈要逐步做好安全措施。

护栏助安睡： 宝宝的睡床要有护栏，床板应适当调低一点，床边可以摆放小块的地毯。绝对不要在附近放置熨斗、暖水瓶之类的物品，以防宝宝碰到。

防磕碰： 家具边角应尽量选择圆角，或用塑料安全角包起来。如果卧室在楼上，要加设一道安全门。此外，所有的门都要加设门卡，以免夹住宝宝的手指。

防触电： 电线应布置得隐蔽、尽量短些，最好能减少电线的使用。 电器要放在宝宝够不到的地方，不用的电器应拔去电源。

防误伤： 茶几等地方要收拾整洁，上面不要放置热或重的东西，针、剪刀等危险品不要放在任何宝宝可以够到的地方。

防中毒： 家里不要种植有毒、有刺的植物。化学制剂要妥善保存，防止宝宝接触到。

宝宝想和你多交流，不要错过

对宝宝来说，在模仿能力和记忆力快速发展的时期，各种刺激是必不可少的，因此多与宝宝接触，经常跟宝宝说话才能培养宝宝的综合能力。

在这个时期，宝宝喜欢模仿别人说话，偶尔还能说出简单的词语。此时，应该用正确的发音，慢慢地跟宝宝说话并不断重复，这样能帮助宝宝学习语言。学习语言的能力因人而异，只要宝宝能够用手势或其他肢体语言表达自己的意思，就不用过于担心。

当然，宝宝有时也会发脾气，这时候也要多和宝宝交流，不要认为发脾气就不是乖宝宝。爸爸妈妈应该正视宝宝发脾气的现象，找到宝宝发脾气的原因，并且给宝宝适当的帮助，或者用转移注意力或者抱抱宝宝的方式来缓解宝宝的愤怒情绪。

爸爸妈妈要知道宝宝发脾气代表着宝宝有自己的想法了，有意识的行为多了。宝宝是在通过发脾气向爸爸妈妈传达需要帮忙、需要关注等信息，因此不要忽略。

儿科医生有话说

要多对宝宝"啰唆"

这时宝宝不仅能把声音和动作协调起来，而且还能发出类似一句话那样长长的声音。对别人说的话，宝宝能够表现出极为敏感的反应。为了引起别人的注意，宝宝还会发出近乎喊叫的声音。在这个时期，要尽量多跟宝宝讲话，因为妈妈越"啰唆"，宝宝就越能提早学会说话。

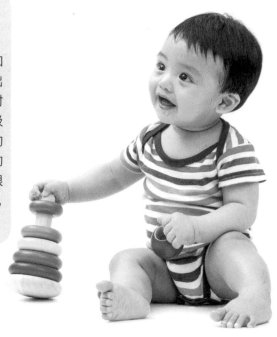

尝试让宝宝用杯子

● 让宝宝练习用杯子

宝宝除了要练习吃食物外，还要加强自己用杯子的新本领。妈妈可以将水或果汁等倒在杯子里给宝宝饮用。

宝宝 10 个月左右能自己双手抱住奶瓶喝奶；12 个月左右能自己用杯子喝水。这时父母可以买一个带吸管的杯子，让宝宝学着用吸管喝水。开始时杯中可少放些水，教宝宝自己端着往嘴里送，父母可适当给予帮助，以后逐渐由宝宝自己来完成。这样对保护牙齿、促进口腔功能发育很有帮助。否则奶瓶不离嘴，宝宝易得奶瓶龋，有的宝宝由于患奶瓶龋甚至乳牙刚长出来就烂掉了。

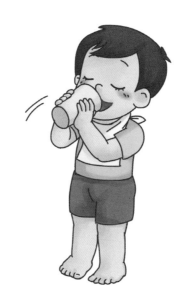

● 推荐菜谱

鲜藕梨汁

材料 净鲜莲藕块 200 克，鸭梨 1 个。

做法

① 鸭梨洗净，去皮、核，切块。

② 将莲藕块、鸭梨块、适量饮用水放豆浆机中，按"果蔬汁"键，打好后用消毒纱布过滤掉食物残渣即可。

儿科医生有话说

放手让宝宝自己来

吃得乱、吃得慢，几乎是每个宝宝刚开始自己吃饭时常有的情况，是宝宝生长发育自然而然的现象。爸妈不需要焦虑，过多的干预和喂饭反而会让宝宝对自己吃饭有负担，失去自己吃饭的兴趣。要尊重宝宝的自然成长规律，多给宝宝一点时间，放手让宝宝自己吃。干预得越少，宝宝可以独立吃饭的那天就来得越早。

宝宝适合光脚还是穿鞋

● 光脚好处多

1. 宝宝尚未走路前是没有必要穿鞋的，虽然有时候他的小脚丫摸起来凉凉的，但光着脚对他没什么不好。

2. 即使宝宝能站立和行走后，光着脚也是有诸多好处的。光脚走路能促进脚部和腿部肌肉发育。如果总把脚裹在鞋子（特别是鞋底过硬的鞋子）里，则容易使宝宝的脚底肌肉松弛，造成平足。

3. 宝宝在室内或者在室外安全的地方（如温暖的海滨沙滩上）光着脚行走，脚底可得到充分的刺激（有利于感知觉发育），能促进全身的健康。

● 半软底的鞋更合适

如果室内温度低或地板特别凉，可以给宝宝穿鞋。一般选择质地柔软、轻便、透气、大小合适的鞋子为好。这时候，鞋子可起到保暖、保护和装饰的作用。

宝宝鞋子合脚最重要，因为宝宝的脚长得非常快，妈妈应每隔几周就摸摸宝宝的鞋子，看看还能不能穿。判断的标准是在宝宝站起来的时候，脚跟后应该有一个手指的空隙。注意宝宝的鞋子应防滑，并方便宝宝练习站立和行走。鞋子选得不好，相当于给宝宝前进的道路上又增加了障碍，有的还会影响走路姿势。

总之，要从宝宝的角度出发，为他精心选择一双好鞋子。

好爸爸
微课堂

身体对对碰

让宝宝面对面坐在爸爸的膝盖上。爸爸一边微笑一边大声喊："来，门儿一个"，在说"门儿一个"时，爸爸扶着宝宝的头非常轻柔地碰在自己的额头上。碰几次额头后，可以改碰鼻子，注意力度要轻。还可以每次轻轻碰不同的部位，如胳膊肘、膝盖、脸蛋、耳朵或者下巴等，同时还要说出这些部位名字。这个游戏不仅加强了亲子关系，还可以教给宝宝认识更多的身体部位。

为宝宝准备一个快乐的 1 周岁生日

宝宝 1 岁了，感触最多的应该是妈妈。宝宝生日这一天，他理所当然成了全家人的中心。从幼小的生命降临到 1 周岁生日宴会，经过了巨大的变化。如今的宝宝，会咿呀作答，会站立甚至行走；有自己的喜怒哀乐，有自己的主观意识；会欣赏，会游戏。宝宝的每一个进步，都会给妈妈带来无比快乐，更会成为妈妈培养教育宝宝的动力。

现在，宝宝 1 岁了，妈妈下一步应该做些什么呢？细心的妈妈应该为宝宝的进一步成长做准备，从宝宝的衣、食、住、行方面进行细致的护理，对宝宝的智能发育和心理发育做更有益的引导。

俗话说，父母是宝宝的第一任老师。父母的引导和教育对宝宝的身心发育影响极其重要。父母最爱护自己的宝宝，也最了解自己的宝宝，望子成龙、望女成凤是每个家长的希望，为了宝宝的健康成长，努力为宝宝设计一个快乐的生日吧！

高效育婴技巧

刷牙这件事，示范 + 引导更有效

对宝宝刷牙这件事来说，千万不要强迫，应该是示范加引导。开始先让宝宝不讨厌，从愿意配合，到慢慢喜欢刷牙，最后再到提高刷牙质量。可以用形象的绘本、动画场景来引入，让宝宝慢慢熟悉刷牙的重要性，养成刷牙的好习惯。

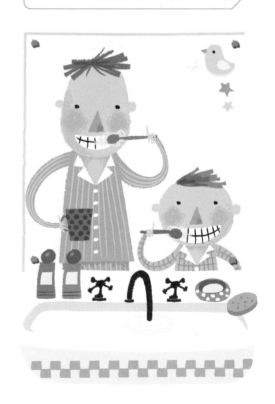

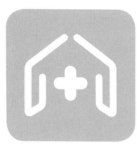

家庭诊所

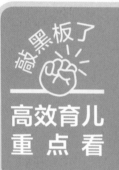

宝宝发烧、生病或不小心误食了异物，你一定会很紧张，希望他快点好。但别忘了仔细地想一想：生病的原因是什么？在生活中更加细致地了解宝宝的身体，更有利于帮助宝宝改善患病时的不适，做到防患于未然。

幼儿急疹

● 如何分辨幼儿急疹

出生后到现在从没发过热的宝宝，突然出现高热（38～39℃），但没有流鼻涕、打喷嚏、咳嗽等感冒症状时，要考虑是否是幼儿急疹。半数以上的宝宝在1岁左右会出现幼儿急疹。幼儿急疹最显著的特点是持续发热（2～3天），然后宝宝的面部、胸部、背部会出现小红疹子，疹子出来了热就退了（即热退疹出）。

● 幼儿急疹重在护理

幼儿急疹不会引发别的并发症，疹子出了之后自己就好了。但是很多家长见到宝宝发热就特别着急，非要带着宝宝去医院做各项检查，又是吃药又是输液，大人孩子一起遭罪。

宝宝发热时，家长要做到心里有数。如果是幼儿急疹，在发热的这几天，不管是物理降温还是吃退烧药，都只是暂时性退热，很快还会烧起来。在发热期间宝宝精神状态虽然不如以往，但看起来并不像得了什么大病。宝宝有想玩玩具的意愿，哄逗时还会露出笑脸。这时他喝奶量虽不如平时，但也不是一点儿喝不进去。有的宝宝会有大便稀或次数增多。

如果符合上述情况，建议爸爸妈妈为宝宝做物理降温，用温水擦拭宝宝的额头、腋下、腹股沟等处，可以洗温水澡，同时要多给宝宝喝温水，必要时吃退烧药，将体温控制在 38.5℃以下，避免出现高热惊厥。一般体温下降或恢复正常后就开始出疹子了，从面部开始，逐渐遍及全身，皮疹出来病就快好了，2~3 天后皮疹也会逐渐消退。

宝宝发热怎么办

发热本身并不是一种疾病，只是疾病的一种症状或体征。

● 体温超过 38.5℃，适时采取药物治疗

如果宝宝精神状态好，嬉戏如常，可采用补充水分、降低环境温度、减少衣物、温水擦浴等较为简易实用的物理降温方法。当体温达到 38.5℃以上或宝宝自觉不适，才给予药物治疗。

● 普通发热建议只用 1 种药

大多数情况下，使用 1 种退烧药就能缓解病情，同时多种药混用会增大不良反应的风险。退烧药的起效时间因人而异，一般 0.5 ~ 2 小时内见效。家长如果发现宝宝服对乙酰氨基酚后哭闹减轻（可能是头痛症状减轻），服布洛芬后开始出汗，就证明药物起效了，不要急着加药或换药。

● 高烧不退时正确交替使用退烧药

如果正确用药仍然持续高烧不退时，可以考虑 2 种退烧药交替使用。例如，对乙酰氨基酚用了 2 小时后没有退热，但其最小用药间隔是 4 小时，4 小时后，可将另一种退烧药布洛芬与其交替服用。服两种药的最小间隔时间是 4 小时。每天每种药最多服用 4 次。

当心宝宝误食异物

宝宝喜欢将手中的物体放在嘴中，家长必须注意，满地爬的宝宝很容易将纽扣、硬币、玻璃球等小物品吞入，万一进入气管，容易发生气管堵塞，甚至窒息。

● 预防为主

清理小物品。妈妈要特别注意宝宝活动范围内是否掉有小物品，如扣子、大头针、曲别针、豆粒、硬币等，一定要确保宝宝活动场所的安全。

当心水果核。在吃有核的水果（如枣、山楂、橘子等）时，要特别当心，应先将核取出后再喂食。

检查玩具的零部件。家长对宝宝的玩具要进行仔细检查，看看玩具细小的零部件（如眼睛、小珠子等）有无松动或掉下来的可能。

● 宝宝误吞异物怎么办

当发现宝宝吃了什么东西或有些不太正常时，在确保呼吸通畅的前提下，爸爸妈妈可以一只手捏住宝宝的腮部，另一只手伸进宝宝的嘴中，将东西掏出来。

如果宝宝吞食了异物，但是没有什么异常的表现，父母就不必过于惊慌。物品大都会随着大便原样排出来，但时间不尽相同，快的第二天，慢的可能需要两三天。

但如果宝宝出现呼吸急促、发出啸鸣声，就需要赶紧让宝宝头朝下拍他的背部，或者在宝宝背后和心口窝的下面，用双手往心口窝方向用力挤压（注意手法不能过猛、过硬），这样就有可能在宝宝使劲憋气的同时，将吞下去的东西吐出来。

● "海姆立克"急救法

5次拍背法

将宝宝的身体置于大人的前臂上，头部朝下，大人用手支撑宝宝头部及颈部；用另一手掌掌根在宝宝背部两肩胛骨之间拍击5次。

5次压胸法

如果堵塞物仍未排除，实施5次压胸法。使宝宝仰面向上，躺在坚硬的地面或床板上，大人跪下或立于其足侧，或取坐位，使宝宝骑在大人的两大腿上，面朝前。以两手的中指或食指放在宝宝胸廓下和脐上的腹部，快速向上重击压迫，但要刚中带柔。重复按压直至异物排出。

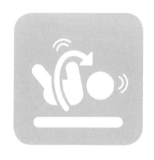

感统训练

宝宝体重增长缓慢，但身体却长得很快，所以宝宝变得苗条起来。随着下肢功能的日渐完善，宝宝可以扶着物体四处移动，只是上下半身的整体平衡还不能达到，无法放开双手移动。

宝宝的活动范围随着神经系统的发育突飞猛进地扩大，游戏种类也越来越多，主动性大大提高。

宝宝大运动发展：练习站立和迈步

宝宝在这个时期能扶着栏杆自己站起来。这时，爸爸妈妈要加强宝宝动作能力的训练，特别是站立训练，为以后走路做好准备。

● 逐渐放手让宝宝独站

宝宝刚开始学站时，爸爸妈妈应注意保护，同时注意检查床栏，防止发生摔伤、坠床等意外事故。在大人的严密保护下，可以脱手让宝宝站立 1~2 秒，慢慢地可站立稍微久一点。几乎在宝宝学习独站的同时，也可以学着扶东西走了。

● 初次迈步练习

开始学习迈步时，可让宝宝先扶着小推车练习。爸爸妈妈要在一旁辅助，握住车把手，慢慢向前推移，使宝宝的双脚跟着向前移动。也可以将宝宝放在活动栏内，爸爸妈妈手持鲜艳带响铃的玩具逗引宝宝，让宝宝扶着栏杆移动几步。

早期教育与认知能力训练

● 运动训练

宝宝的能力特点： 到这个时期时，宝宝能够稳稳地坐较长的时间，能自由地爬到想去的地方，扶着东西能站得住。

训练要点： 当宝宝能够单手，最好是双手离开支撑物，蹲下捡起玩具，还可以顺利地再站起来，并且能够保持身体平衡时，就说明已经到了宝宝学走路的最佳时期。这时妈妈可以离开宝宝一段距离，用玩具吸引宝宝迈步，开始时让宝宝扶着东西，或让其他人拉着一只手，一点点挪动脚步。慢慢地，当宝宝确定没有危险后，就会大胆地把重量都放在双脚上，开始独立迈步。

● 精细动作能力训练

宝宝的能力特点： 拇指和食指能协调地拿起小的东西，能把手中的积木放在桌上或杯中，但动作还不是很灵巧。这个时期宝宝还会用手去抠小物体、拿起杯子、打开抽屉、搭积木、敲打东西等。

训练要点： 10～11月，宝宝成功地用拇指和食指捏取小物体并非易事，还要经过几个月的锻炼才能有这个能力。爸爸妈妈要尽可能给宝宝提供他感兴趣的东西，凡是没有危险性的东西，都可以让宝宝摆弄认知。

● 情绪培养与社交能力训练

宝宝的能力特点： 爸爸妈妈会感觉宝宝越来越不听话了，他会故意"搞破坏"，在这个过程中体会自己的行为与表现，并会感到快乐。宝宝能意识到他的行为能使爸爸妈妈高兴或不安，能很清楚地表达自己的情感，并且这个时候的宝宝已经有了初步的自我意识，因此他会因为妈妈抱其他小朋友而不高兴。

训练要点： 爸爸妈妈要在生活习惯和行为准则上，引导宝宝向良好的方面发展，让宝宝拿玩具和小朋友们一起玩，学着如何与伙伴交往。

亲子游戏

● 语言游戏：打电话

游戏目的

让宝宝熟悉简单的常用语句，提高宝宝与人交流的能力。

游戏准备

玩具电话或家里的电话机。

游戏方法

❶ 妈妈拿着电话在宝宝跟前演示："喂，奶奶，您好，宝宝想你了。"然后将电话放在宝宝耳朵边，教宝宝跟奶奶说话，妈妈说一句，让宝宝模仿一句。

❷ 亲人打来电话时，让宝宝尝试交流，并教宝宝问候亲人。

● 知觉能力游戏：看图识字

游戏目的

锻炼宝宝视觉分辨和认物能力，培养宝宝对文字的敏感度，激发宝宝识字的兴趣。

游戏准备

纸、笔或现成的识字卡片。

游戏方法

❶ 爸爸可以用一张大纸写上"鼻"字，在字的下面再贴画好的鼻子。这时爸爸先指着图说"鼻子"，再指自己的鼻子，又指字，再说"鼻子"，让宝宝认真看。

❷ 多次重复之后，宝宝懂得图和字都是鼻子，当爸爸再指图或字时，宝宝就会指自己的鼻子，然后去取图。爸爸再指字时，看看宝宝能否指自己的鼻子。用同样的方法，宝宝也可以学习"眼""耳""口"等字。

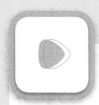

梁大夫直播间

网络热点难题解答 🔍

宝宝 10 个多月，晚上睡觉不老实，能换好多姿势，这是为什么啊？

梁大夫答

10 个月宝宝夜里睡觉经常更换睡姿，首先要检查一下是不是被褥不舒服，如太薄或者太厚，如果被褥没问题，那就没大事，很多宝宝睡觉都喜欢翻来翻去的，这都正常的。如果宝宝有自己的小床，就不会折腾大人了。

宝宝会扶着东西迈步了，可是他的小腿总是弯弯的，好像伸不直，这是不是罗圈腿啊？

梁大夫答

由于宝宝在妈妈子宫里生长时总是弯腿盘曲，所以 2 岁以前的宝宝都有轻度的 "O" 形腿（也就是罗圈腿）。出生以后正常发育生长，如果不出现其他干扰因素，随着站立和运动的开始，宝宝下肢向内弯曲的现象能够自动地获得矫正。这个月已经会迈步走的宝宝，要继续鼓励他自己行走，只是站立和走路的时间不宜过长。

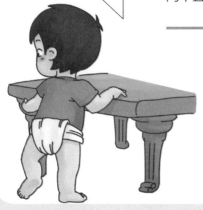

0～1岁新生儿婴儿养护

我家宝宝非常淘气，不听话，我是不是可以对他进行惩罚呢?

梁大夫答

建议不要用惩罚的方法教育宝宝，尤其是1岁以前的宝宝。他的身体协调能力较差、思维方式单一，很多时候犯错误并不是故意的，宝宝1岁以后才会有分辨是非的能力。如果1岁以上的宝宝做错事了，先要告诉他错了，然后要告诉他错在哪里，让他认识自己的错误。

闺女马上就满1岁了，见谁都愿意跟，没有防范意识，怎么办?

梁大夫答

1岁左右的宝宝还不理解"危险"的含义，所以对生人没有防备，这是正常现象，家长只能加强防范。等宝宝到了1岁半左右，可以通过玩过家家等游戏，让宝宝初步了解不是所有人都能被信任。但是要注意方法，应该说"和陌生人走了之后，就见不到爸爸妈妈"之类的话。

不得不说的分离焦虑

看到妈妈要出门就号啕大哭

不少职场妈妈会碰到这样的苦恼：每天早上宝宝缠着妈妈不让去上班，看到妈妈要出门就抱着号啕大哭。于是，有的妈妈快要上班的时候就让其他人抱宝宝到其他房间去玩，自己像做贼似的偷偷跑出去，到了单位心里也老是牵挂着宝宝。

给予宝宝足够的安全感

宝宝在6~7个月开始出现分离焦虑，高峰期在10~18个月。对于宝宝的第一次分离焦虑，该不该一哭就抱？其实6~18个月，哭是宝宝最真实的情绪表达，父母应及时回应，给宝宝足够的安全感有助于缩短分离焦虑的时间。对于真正意义上的离开，妈妈也要告诉宝宝后再离开，切不可出门后不忍心又回去。妈妈千万不要在向宝宝道别时表现得很难过。

儿科医生有话说

宝宝过分依恋和黏人怎么办

黏人是宝宝发展过程中一种非常正常的情感反应。在宝宝3岁之前，只要离开了妈妈，他都会产生分离焦虑，是这个年龄段的宝宝黏人的主要心理基础。父母应让宝宝多接触他人和不同的环境，消除恐惧感。可以以游戏方式进行渐进式的分离。不要因宝宝黏人而处罚他，也不要吓唬宝宝。如果你确实有事要和宝宝分离一段时间，试着告诉他你要先离开一会儿，不过会尽快回来陪他，告知他什么时候回来，并在承诺时间内回来，渐渐培养信任感和宝宝自我认知。

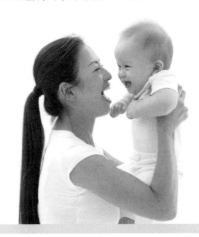